「心の病」からの社会復帰

医師・弁護士・労組・支援者がチームで支える、

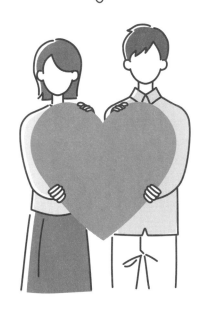

藤野 ゆき
Yuki Fujino

大阪労災職業病対策連絡会 事務局長
職場のメンタルヘルス事例研究会 世話人

JN092682

せせらぎ出版

はじめに

　さまざまな職場、職種で「心の病」が問題とされ、通院、服薬しながら仕事を続ける人もいれば、休職、退職する人もいます。その原因は長時間・過密労働、人間関係など多岐にわたります。労働現場で「心の病」は身近なものとなり、メンタルヘルスという言葉も当たり前に使われるようになってきました。一方で「心の病」になるとどうなるのか？　元気になって働けるのか？　社会との関わりは戻るのか？　社会的な関心が高まっているにもかかわらず、患者がどうなるのかは、実はあまり知られていないようです。それは、「心の病」への取り組みはそれほど古いものではないからかもしれません。

　「心の病」はあくまでも私的な、個人的な問題から発病するという認識が強く、「心の病」の患者は不真面目で怠けているととらえられ、患者に対して批判的な言葉が投げつけられることもあります。また「心の病」といえばうつ病、その後は適応障害が主流でしたが、時代の経過とともに病気の理解も変化してきました。発達障害が注目され、近年では「トラウマ」を訴える患者も登場し、その病状も変わってきています。

　仕事が原因で「心の病」となっても、労災が認定される可能性は低いものです。しかも、「心の病」の原因の一つであるパワハラ上司を訴えたくても、現実に働けず、経済的に不安定な状態では訴訟を提起することはできません。職場復帰したくても、本人の病状や職場の状況によっては実現しないこともあります。心を病み、健康を奪われたら、選択肢は確実に少なくなります。

　筆者はこうしたメンタル不全の患者たちの相談に乗り、労災申請や裁判、職場復帰や社会復帰を支援してきました。筆者一人だけの取り組みでは決してなく、労働組合や専門家である弁護士、医師たちが連携して患者を支援しています。その活動のベースとなっているのが、筆者が世話人をしている「職場のメンタルヘルス事例研究会」および筆者が事務局長を務める大阪労災職業病対策連絡会（略称、職対連）と同会が運営する職業病相談会（患者会）です。

　「職場のメンタルヘルス事例研究会」は、労働者・労働組合、精神科医師、弁護士などが、様々な職場に潜むメンタル不全について取り上げ、検討を重ね

る研究会です。本書では、同研究会との関わりのある具体的な事例を取り上げ、患者が「心の病」になった経緯と回復の過程を紹介しています。その過程で、当事者や関係者、専門家がどのように考え、どのように関わってきたのかを物語として丁寧に取り上げています。また、そこで発見された、パワーハラスメントとトラウマについてふれています。

　医師は患者を治療しますが、労働現場や訴訟の実態を直接目にすることはありません。弁護士は依頼者の利益を考えて行動しますが、病気を理解することは難しいものです。患者は「心の病」を抱えながら、思いを伝えようとしますが、遠慮して言えないこともあります。それぞれの立場を筆者のような支援者がつないでいくことで、打開策が見いだされることがあります。「職場のメンタルヘルス事例研究会」は、患者と支援者、労働者・労働組合、専門家が対等かつ相互に尊重しながら議論を展開し活動していますが、このような取り組みは全国的にも珍しいのではないかと思います。

　一方、大阪労災職業病対策連絡会（略称、職対連）は1968年に発足した「労働者と命と健康を守る実行委員会」を前身として様々な労災や職業病に取り組んできました。また、同会が運営する職業病相談会（患者会）は現在、「心の病」の患者の集う場となっています。

　「心の病」の患者を支援することは、内科や外科の患者よりも難しい側面があります。それだけに、筆者たちは支援の過程でとても悩み、限られた選択肢のなかで健康を取り戻すために何ができるかを一緒に考えてきました。ましてや「心の病」からの社会復帰は非常に難しいものですが、社会復帰できることは大きな希望でもあります。さらにそこから一歩進み、「心の病」に陥らないためにはどうすればいいのか。予防を考え、職場を健康な状態にしていくこともまた、筆者たちの大きな課題です。本書が「心の病」からの社会復帰の道筋を多くの方に届けることができ、苦しみのなかにある当事者や関係者のお役に少しでも立つことができれば、これほどうれしいことはありません。

　2024年1月

　　　　　　　　　　　　　　　　　　　　　　　　　　　藤野ゆき

第1章

社会復帰に向けた4つの事例

第**3**章

労災申請の取り組み方

参考資料 「職場のメンタルヘルス事例研究会」の道のり

　本書は大阪労災職業病対策連絡会が発行している『労働と健康』に掲載された筆者が関わる原稿を加筆して転載している箇所があります。肩書き等は基本的には当時のものを使用しています。
　なお、本書で紹介する4つの事例は、職場のメンタルヘルス事例研究会に関わりのある実際の事例を元にしながら、個人の特定を避けるために個人名、団体名については架空のものとしています。

第 **1** 章

社会復帰に向けた
4つの事例

あかねさんの
労災申請と職場復帰　

1 あかねさんとの出会い

　筆者が河本あかねさん（当時20代女性）と出会ったのは、地域労組の青年部に「メンタルで休んでいる人の話を聞いてほしい」と言われたことがきっかけでした。当時の地域労組には賑やかに活動している20代、30代のメンバーの中に、パワハラなどを訴える心の病を抱えた人もいました。青年たちと交流するなかであかねさんから「労災を申請したい」という話があり、聞き取りを始めることにしました。

　そもそもあかねさんが地域労組につながったのは、職場の上司からのパワハラがあり、2007年8月に体調を崩して入院したことにさかのぼります。一切の食べ物を受け付けなくなり、ストレス性胃炎、脱水症、食欲不振症との診断書が出され、1ヵ月半入院、点滴だけの生活を送りました。退院してからも半年くらい体調が回復しなかったそうです。

　入院しているとき、母親が心配して地域労組に相談に行きました。そこで地域労組から専門医の受診を勧められ、うつ病と診断されて、長い療養生活を送ることになりました。入院しているころから、あかねさんはパワハラ上司のことが許せず、どういうことが起こったかをノートにまとめていました。そして、地域労組を通して、筆者が事務局長を務める大阪労災職業病対策連絡会（職対連）に相談。労災申請をすることに

なりました。

　このころ、パワーハラスメント、パワハラという言葉は広がりつつあったものの、労災で認められることはありませんでした。それでも、あかねさんの「許せないので訴えたい」という気持ちを大切にすること、また、こうした一つひとつの訴えが労災の制度を変えることにつながることから、難しいけれども取り組む意義があると感じました。

2　労災申請に取り組む

　労災申請に向けて打ち合わせを始めたのは2008年9月。当時、同じようにパワハラにあって療養していた中村晶子さんも協力してくれました。そして、あかねさんと筆者、晶子さん3人で何度も打ち合わせを重ね、「発病に至るまで」をまとめて、労災申請に向けた自己意見書を作成しました。

　職対連では労災申請の際、患者自らが発病の経過を訴える意見書を作成します。これを「自己意見書」と呼んでいます。一般的には「意見書」といわれるものです。

1. 支えることのできる関係づくり

　自己意見書作成は過去のつらい経験に触れることもあるため、あかねさんの体調をみながら進めました。一方で、女性3人だったからでしょう、労災に関係ない話で盛り上がることもあり、和気あいあいとした雰囲気でした。また、上司のパワハラだけではなく、仕事量の増加もあり、実際にあかねさんが働いていたスーパーに行って、仕事の内容や職場の状況を確認したこともあります。このとき、あかねさんはいったん建物に入ったものの、売り場のある2階には行けず、筆者と晶子さんの2人

だけで売り場を見に行きました。デザインの仕事をしていた晶子さんは、仕事の内容や職場の状況がわかるようにさまざまな資料を作ってくれました。

2. 発病までの経緯〜自己意見書からの抜粋

　ここで、あかねさん自身に、発病するまでを振り返ってもらいましょう。

■カットフルーツの仕事をはじめる

　私は2003年9月、店舗オープンに伴う募集で、スーパーララナス西大阪店に入社しました。自宅から近かったので応募し、採用されました。農産部門（野菜・果物部門）でカットフルーツを担当するよう告げられたのは、オープン当日のことです。大きなスイカを切ったこともないので戸惑いましたが、年配の女性から「そのうち馴れる」と言われました。やってみると、大変な力仕事で、最初のころは腕がぱんぱんにはれるほどでした。しかし、それも時間とともに馴れてきて、腕に力もついてきました。スーパーララナスは外国資本のスーパーでカットフルーツに力を入れていました。オープン当初の売り場は今よりも広く、特売の日には大皿、中皿、小さなカップなどに加えて、パインのホール抜き100本を用意することもありました。堅いパインを上から下に切り落とす作業を何度も繰り返しました。

　入社当初はパートタイマーでしたが、その後、フルタイマーとなり、就業時間は平日6時30分から12時30分、土日は6時30分から17時となりました。残業は、クリスマスシーズンなど、カットフルーツが大量に出る繁忙期以外は、それほど多くはありませんでした。また、マネージャーなどから、基本的に残業をしないようにという指導がありました。

■桃山マネージャーの赴任

　入社してから3年半後の2007年2月、桃山マネージャー（以下、桃山M）が赴任してきました。赴任する前から、「怖い人が来る」と聞かされていたので不安を感じましたが、前のマネージャーに言わせると「ちょっと怖い人やけど、悪い人じゃないから」とのこと。赴任してすぐは「少しはっきり言う人」くらいの印象でした。むしろ、その上の上司にもはっきりモノを言ってくれるのでいいと思ったくらいです。

　数日してから桃山Mは、当時唯一のフルタイマーである私に「残業をしてくれ。私が責任をとる」と言ってきました。それまでできる限り残業をしないように言われていたので、「残業してもいいんですか」と思わず聞き返しましたが、それから仕事量が増えていきました。同時に、農産部門に「連絡ノート」が置かれるようになり、作業指示が書かれるようになりました。最初のうちは確かに作業指示だったのですが、次第に意味不明な誹謗中傷になっていったのです。

　3月11日、桃山Mが突然バックヤードで怒り出しました。私が加工場でカットフルーツを作っていると、廊下から怒っている声が聞こえてきました。加工場に外の声が聞こえてくることはなかったので、相当大きな声だったのでしょう。派遣かパートの人に怒っていたのはわかりましたが、何を怒っているのか内容まではわかりません。とにかく怖かったことを覚えています。それから桃山Mは何かにつけて、ものすごい勢いで怒るようになりました。

　桃山Mは感情をコントロールできない人でした。最初はバックヤードだけでしたが、次第に売り場のお客さんの前であっても大声で怒鳴り出しました。ものすごく気分が悪いものでした。怒りがおさまらないときに、野菜の箱を力まかせに蹴飛ばしている姿を見たこともあります。そのころ2ヵ所も壁に穴があき、加工場のドアや冷蔵庫のドアが壊れ、売り場にあるナッツの入っているガラスケースが割れました。私が入社

してからこんなにモノが壊れたことはなく、職場の中では桃山Mが壊したのだろうという空気がありましたが、怖くて誰も確認できませんでした。

　こうしたことが続いているときに、桃山Mが以前、マネージャーをしていた山田店の人と会う機会があり、桃山Mの話を聞きました。社員に1日8時間もバケツを両手に持たせて立たせ、その人が目の前の仕事をやろうとすると「おまえはバケツを持っておけ」と怒鳴りつけて、結局、その人は2ヵ月くらいで退職したそうです。山田店で100人は辞めさせたという話も聞きました。実際にどれくらいの人が辞めたのかわかりませんが、大勢が辞めたことは間違いないようです。そうした話を聞くと、ますます怖くなり、とにかく桃山Mを怒らせないようにと、いつも考えていました。

　また、桃山Mがきてから仕事量が増加しました。その理由は、桃山Mの仕事の仕方にありました。桃山Mの仕入は、過去のマネージャーと違って、「新鮮でいいモノを」という意識はまったくなく、「ワケあり商品」など「とにかく安いモノ」を独自のルートで大量に仕入れてきました。その量は西大阪店で売り切れる量ではなく、次第に売り場や冷蔵庫に商品があふれるようになりました。

　大量であるだけならまだしも「ワケあり」なので、腐りかけた質の悪いものがたくさんありました。仕入れの箱を開けたら、すでにカビが生えていたり腐っているものがほとんどです。このころには、赤、青、黒、白などあらゆる種類のカビを見ました。マスクをしていても、病気になるのではないかと思うほどでした。しかも、従来なら小分けされていたものが、大箱入りで入ってくることも増えました。

■不明瞭な作業指示と叱責

　桃山Mは、注意すべき相手に直接注意しない人でした。ほかの誰かに

言って、それが間接的に伝わってくるのです。

　たとえば、私が安全衛生上、口にできない商品を捨てると、桃山Mはゴミ置き場まで行って捨てた商品を見て、「河本さんはなんで捨てるのか」と、私ではなく同僚の横田さんに注意しました。それを横田さんから聞かされるのです。不衛生で廃棄しているのだから、納得いかない思いもありましたが、逆らうと何をされるのかわかりません。桃山Mに注意された理由を聞くことはできず、それからはできるだけ桃山Mにみつからないように廃棄するようにしました。

　あるいは、連絡ノートに注意が書かれるのですが、名前が書かれていないので、誰の何の作業を注意しているのかわからないこともよくありました。直接、注意してくれたり、事情を聞いてくれたらいいのですが、そういうこともありませんでした。

　しかも、桃山Mの気に入らないことがあると、突然、やってきて何の確認もせずに怒り出します。どうしたらいいのかわかりません。また、小さなことでも、大きくして怒っているような感じでした。

　ごく当たり前に仕事をしているのに、悪いことをしているかのように言われるのは本当につらく、悔しい思いでした。聞いてくれたらきちんと説明できるのに、そうした機会を与えられることもなく、誤解をされたままに責められている状態でした。それでも、桃山Mの言うことを聞かないと、どれほど怒鳴られたり嫌がらせをされるのかと思うと、怖くてしかたありませんでした。

　そういうなか、退職者も出て、ほかの部署に応援に行かないといけないことも増えました。

■おわりの見えない作業指示

　桃山Mの作業指示は、最初は「これやってくれるかな」という感じでしたが、だんだん作業が終われば次の作業を持ってくるようになり、次

第に前日に連絡ノートに指示を書くようになりました。連絡ノートに書かれる内容が酷くなってきたのが7月ごろのことです。

　連絡ノートに書いてある作業は、基本的には私がこれまで担当していないことばかりでした。朝の品出しから始まって、カットフルーツを作り、連絡ノートに書いてあることをとにかく一生懸命にやりました。以前は平日は12時30分に終わっていましたが、午後の2時か3時くらいまで作業を続けました。休憩をとることもできません。桃山Mが出勤してくる2時ごろまでに全部終わらせないと、それだけで怒り出すからです。一度怒り出すと手がつけられなくなるので、とにかく怒らせないようにと思って、必死で作業をしました。

　6時出勤だったので、2時まで休憩が取れないのは本当につらいことでしたが、桃山Mが怖くて、休憩どころではありません。出勤してきた桃山Mに「これだけやりました」と報告して、やっと休憩に行ける状態でした。

　休憩が終わって仕事場に戻ると、桃山Mは次から次へと仕事を言いつけてくるので、休憩後も言われたことをこなすのに必死でした。私だけがそうだったわけではなく、朝から出勤している農産部門のほとんどの人の仕事量が増えていました。

■納得のいかない叱責

　桃山Mの指示をできるだけ守るようにしましたが、それでも、わけのわからないまま文句を言われたり、納得のいかないことで怒られることはしょっちゅうありました。

　農産部門の売り場に置かれた「連絡ノート」には業務の指示が一方的に書かれていました。それも平等に指示が出ていたわけではなく、私を含めた朝の出勤の人が大変な指示ばかりでした。なかには、「アホ、ボケ、カス。いつになったら覚えるんや」「できるものなら殺してしまいたい」

といった不特定多数を誹謗中傷するような意味不明な書き込みもたくさんありました。字がゆがんで読めないときでも、それを見て署名をしなければまた怒り出すので、いつも嫌々チェックをしていました。

連絡ノートに「チェリーといちごの手直し」が指示されていたのは、8月4日のことでした。もともとあまりいい状態ではなかったのですが、丁寧に手直しした結果、順調に売れたようです。

ところが、午後に出勤してきた桃山Ｍが、指示した商品が売り切れているのを見て、「もっと数がなかったのか。勝手に捨てたんじゃないか」と売り場で激怒しているという話が入ってきました。休憩時間でその場を離れていた私には「桃山Ｍが売り場で怒っている」と聞いても、何を怒っているのか見当もつきません。恐る恐る売り場に行ってみると、桃山Ｍは私に事情を聞くこともなく、一方的に責め立ててきました。私は言われたとおりに作業をしただけです。なぜ怒られているかもわからないまま、涙がとめどもなくあふれてきました。

それからです。胃の調子が極端に悪くなったのは。翌日は出勤するのもつらかったのですが、代わりの人もいないので、無理して出勤しました。その後の4日間、ろくに食事もとれない状態で、8月9日には家を這うように出て仕事に行きました。朝の野菜の品出しをしていても、お腹が痛くて、何度もうずくまりながら作業を続けました。手伝ってくれる人はいませんでしたが、なんとかオープンに間に合うようにやり遂げました。その後、カットフルーツの作業に入ってからも、お腹が痛くて、時々うずくまりながらの作業が続きました。

昼休みになっても、何も食べる気がしません。ほかのパートさんは「何も食べないの」と聞いてくれるのですが、「胃が痛いから、しんどい」と言って、テーブルに伏せていました。その日は仕事が終わってからもすぐに家に帰る気力がなく、少しの間、休憩室で着替えもせず、ぼんやりと横になっていました。会社から近くの自宅まで歩くのもしんどくて、冷

や汗をかきながら帰りました。そして、帰宅してすぐに布団に入って寝てしまいました。

　数日、ろくに食事をしていない私の様子をみて母親が心配しました。私は病院に行く気も起こらなかったのですが、「とにかく病院に行こう」と母に促されて近所のかかりつけ医を受診し、点滴を打ってもらいました。そして数日後、お盆の時期にH総合病院に入院することになったのです。それから1ヵ月半ほど食事もできず、出勤もできませんでした。

　担当医師からは、うつ状態だと言われたのですが、会社に出す診断書には戸惑いもあって「うつ病」とは書いてもらいませんでした。

■ **体調の変化**

　あとから思えば、体の変調は、2月に桃山Mが来たときからすでに始まっていました。

　桃山Mが来てからしばらくは、今までにない力仕事が急激に増えたこともあって、体がへとへとでした。疲れ果てて、休日に外出することもなくなりました。表情も暗くなっていたと思います。でも、家族に心配をかけたくなくて、家では元気に振る舞っていました。

　商品の運搬もするようになった3月にはあまりにも体がだるいので、行ったこともなかったマッサージに行くようになりました。ちょうど、スーパーララナスの1階にマッサージ店があったので、そこで週に1回の休みの日に80分ほどのマッサージを受けました。1回8,000円もかかるので大変な出費でしたが、それくらい体が疲れていたのです。マッサージ機を購入したほうが安くつくかもと思ったくらいです。休みの日に行ったのは、平日の仕事の後では、体が疲れすぎて寄り道をする気持ちの余裕もなかったからです。4月ごろには、趣味の懸賞に応募することもできなくなり、音楽を聞くこともなくなりました。

　連絡ノートの記述がひどくなってきた7月には、話をするのもおっく

うで、食欲が極端に落ちていきました。自宅にいる間は、昼間でもカーテンを開けるのが嫌になりました。このころから胃のもたれが気になりだし、ハヤシライスも重たくて受けつけない状態でした。食べたら胃がきゅーっと痛くなって吐いてしまうのです。このころからよく吐くようになり、体重が5キロくらい急激に落ちました。

　8月に入院して以降、それまでの疲れが押し寄せるように出てきました。胃の痛みはひどく、夜も眠れない状態です。あまりの痛さにまっすぐに寝ることができず、背中を丸めてエビみたいに丸まっていました。ひどい痛みをまぎらわすために、知らず知らずに足やお腹をつねったり掻いたりしたため、体中があざだらけになりました。胃の痛みで眠ることができず、苦しい思いで夜明けを迎える状態が1ヵ月は続いたと思います。同室の人の食事のにおいだけでなく、テレビや雑誌を見ていても、食べ物が出てくるだけで気持ちが悪くなり、個室に変えてもらいました。本当につらい日々でした。

■職場の支援のなさ

　農産部門のパートの人たちも同じように桃山Mにこき使われていたので、休憩時間などに愚痴をこぼすことはありました。でも、それが改善されることはありませんでした。また、数人が、桃山Mがいることを理由に仕事を辞めたいと言っていました。

　桃山Mの暴言や行動の異常さについては、誰もが困惑していたこともあり、後輩のアルバイトが上司の斉藤さんに伝えていました。それでも状況が好転することはありませんでした。

　私が入院してから、斉藤さんがお見舞いに来てくれたときに「桃山Mのことをどう思っているのか話してほしい」と言われたので、4時間ほどこれまでのことを訴えました。斉藤さんが聞いてきたのは、8月10日に同じ農産部門のパートの同僚が、桃山Mのひどい言動を労働基準監督

署に告発したからでした。その翌日から店長と斉藤さんが職場の人に
ヒアリングをすることになったと聞きました。こんなことになる前に、
しっかり見てくれたらよかったのにと斉藤さんに伝えました。

■病気の原因は仕事以外にはありません

　桃山Mが来るまで、私はとても元気に働いていました。スーパーララ
ナスに就職するまでは、長く同じ仕事をしたことはなかったのですが、
スーパーララナスにきてからは、カットフルーツという好きな仕事に出
会えたことを喜んでいました。もちろん、体を壊すこともありませんで
した。

　また、就職してから3年ほど経過して、仕事にも馴れてきたこともあ
り、2006年ごろには家族旅行を楽しむ余裕さえ出ました。それが、桃山
Mがきてからすべてが変わってしまったのです。

　私の病気の原因は、桃山Mが来てからの働かされ方以外にはありませ
ん。

　以上が労災申請のときに提出した自己意見書の一部です。

　偶然たどり着いたカットフルーツの仕事をするなかで、パワハラ上司
ともいえる人物が登場してから、急激に体調を崩して、休職に至ったこ
とは明らかでした。

3. 認定は難しくても

　労災の申請に作成した自己意見書には、晶子さんが実際の職場の様子
や仕事ぶりがわかるようなイラストをつけてくれたり、労働時間の変化
がわかるものを作成したりしました。カットフルーツの仕事を説明する
ための参考資料などもできる限り用意しました。そうして準備した労災
申請でしたが、当初から認定が難しいことはあかねさんに伝えていまし

た。

　精神障害の労災認定は1999年当時、「心理的負荷による精神障害等に係る業務上外の判断指針」によって定められていました。当時は「パワハラ」という項目はなく、「上司とのトラブル」という項目で評価されており、「いじめ・嫌がらせ」についての評価が追加されたのは、その後のことです。そのため、「パワハラ」だけに焦点を当てるのではなく、自己意見書を作成する際には、仕事量の実態なども盛り込むことを意識しました。

　また、「いじめ・嫌がらせ」にしても、桃山Mはあかねさんに直接の攻撃をしてないという問題もありました。言動がひどい上司ではありましたが、あかねさんに対して、直接声を荒げて暴言を吐くことはなく、ほかの労働者の方がひどく攻撃を受けていたといいます。そういう様子をあかねさんは目にして、恐怖を感じていたそうです。極めつけは「連絡ノート」に記載される内容が意味不明でありながら、指示に従わなかったら何をされるかわからない恐怖心を抱いたことが、発病に強く影響していると思われました。

　以上のことから、労災認定は大変難しいことが予想されました。それでも真剣に労災認定を求めて資料を作成していきました。あかねさんが希望したこともありますが、こうした一つひとつの事例の積み重ねが、全体を変えていく力になるからです。

　協力者である晶子さんもまた、零細企業で働いていた労働者で、ワンマンな社長からの攻撃で心を病み、休職した一人でした。晶子さんは労災申請などをしないまま休職、退職していましたが、悔しい気持ちが根底にあったようです。あかねさんの労災申請を手伝うことは、晶子さんの会社への悔しい気持ちをぶつけるものだったのかもしれません。晶子さんは、あかねさんの労災申請に協力してくれたあと、新しい仕事に向けて社会復帰していきました。

3 職場復帰に向けて

1. 職場復帰への思い

　2009年3月、労働基準監督署を訪問して労災申請をしました。あかねさんが休み始めて1年半が経過していました。

　自己意見書の完成が近づいたころ、あかねさんは「職場復帰したい」と言い出しました。

　そもそも、あかねさんは相談にきた当初から「これは労災だから労災申請したい」と言い、同時に「私は悪いことをしているわけではないから、職場復帰する」と言っていました。

　あかねさんは、退院して1ヵ月が経ったとき、働いていたスーパーに買い物に行ったそうです。そのときに、パワハラ上司を見てしまい、また気分が悪くなり胃が痛くなりました。それから1年9ヵ月くらいは自宅のすぐそばにある店舗にも入ることができませんでした。そういうこともあって、傷病手当金が切れるころ、あかねさんは会社を辞めたいのか、そろそろはっきりさせないといけないと考えました。そこで母と一緒に店舗に行ってみたところ、カットフルーツの売場を見て「また、フルーツを切ってみたい」と思ったと言います。そこで「辞めたい」という気持ちにならなかったことが職場復帰を決めた理由だと話してくれました。あかねさんのこの決意を受けて、職場復帰に向けて動き出すことになりました。

2. 当時の「職場復帰」の考え方

　職場復帰をするとなった場合、主治医による診断書が必要となります。あかねさんは労災申請がひと段落したことを受けて、主治医に職場復帰の意思を伝えました。その後、職場との話し合いに向けて、「職場

復帰の要望」の作成に取り組むことになりました。当時、厚生労働省から「心の病からの職場復帰の手引き」は出されていました。しかし、手引きはあくまでも「私傷病」を前提しており、パワハラを受けたという労働者にとってはどこか物足りないものでした。

また、職場復帰の手引きには、

<第1ステップ>病気休業開始及び休業中のケア

<第2ステップ>主治医による職場復帰可能の判断

<第3ステップ>職場復帰の可否の判断及び
　　　　　　　　職場復帰支援プランの作成

<第4ステップ>最終的な職場復帰の決定、職場復帰を経て

<第5ステップ>職場復帰後のフォローアップ

というプロセスが示されていました。

　各ステップには注意事項が書かれており、それぞれのステップにおける手順などが明らかにされていました。しかしながら、職場復帰する労働者本人の目線での不安を解消するための情報はほとんどありませんでした。リハビリ出勤、段階出社などが望ましいとされていましたが、それもざっくりとした例を示しているに過ぎず、実際に職場復帰していくには、それぞれの職場で具体的に取り決めを行う必要がありました。

3.「職場復帰の要望」づくり

　「職場復帰の要望」を作成する際には、復帰する本人の「不安」を整理することが必要です。あかねさんの場合、労災申請をするために出来事の整理をしていきました。「出来事」とは労災認定において心理的負荷の原因となる出来事のことです。そのなかで、パワハラ上司が大きな原因であり、その接点を減らすことが重要なポイントでした。ところが、あかねさんが職場復帰を決めた時点で、幸いにもそのパワハラ上司は退職していました。退職の理由は明らかではなかったのですが、問題のあ

る人物だったからかもしれません。

　パワハラ上司がいなくなったとしても、2年近く仕事を休んでいたことから不安は尽きません。さらにメンタル不全ということで、さまざまな不安があり、健康な状態のときと違って敏感に反応してしまうこともあります。そうしたことを丁寧に出し合いながら、あかねさんが安心して働けるようにするにはどうすればいいかを考えていきました。

　まず考えたことは、仕事との関わりです。仕事内容は、あかねさんの思いを尊重して農産部門のカットフルーツを希望しました。実際に配属されるかどうか、あかねさん自身がやりきれるかどうかの不安はありましたが、とりあえず希望を出すことにしました。

　さらに、精神疾患からの職場復帰の際に一般的に不安材料となる、人との交流を避けること、馴れるまでは「単純、ルーティン」を基本とすること、休憩の確保など、当たり前ではあるものの、確実に実施してもらうべきことをあげました。仕事の希望はカットフルーツにしましたが、その後の気持ちの変化によって配置転換などをするよう、柔軟な対応も折り込みました。

　そして、「指示する人を明確にしてください」との一文も入れました。「職場復帰の要望」を作成するときにできる限り提示している一文です。メンタル不全で弱っているときには、臨機応変な対応が困難になります。複数の人から異なる作業指示をされた場合、何を優先していいのかわからなくなることもあります。また、パワハラを訴えるケースでは、複数の人からの複数の指示をこなせなくて怒られるといった事例もあります。職場復帰の際は「指示をする人を明確にする」ことでトラブルの回避につながると考えています。

　次に「出勤時間」については、具体的に複数のパターンを挙げました。当時、リハビリ出勤などの経験があまりなかったこともあり、どういう出勤形態が受け入れられるのかを模索するところもありました。段階出

社については厚生労働省の「手引き」の中でも記載されていましたが、それぞれの職場事情で変わってくることもあり、独自に考えて提案する必要もありました。提案のすべてが受け入れられるかはわからないので、いろんなパターンを考えつつ、話し合いで決めていくことになりました。

「職場復帰後の話し合い」の項目も入れています。あかねさんの場合、職場に労働組合の仲間がいるわけではありません。職場復帰を果たしても、何か不具合があったときに、意見を言えなかったり、相談できないことも想定されます。そのため、当面の間は定期的な話し合いの場をもち、あかねさんに不安がないか、逆に会社側から言いたいことはないかなどの意見交換の場を持てるように要望しました。その際には、管理者だけではなく、現場のことがわかっている人の同席もお願いしました。

最後に、あかねさんが休んだ理由を会社側はどのように認識しているのか、説明をしてほしいという要望も入れました。会社が受け入れるかはわかりませんが、職場復帰のけじめをつけるために盛り込むことにしたのです。こうしてできたのが次の「職場復帰の要望」です。

職場復帰の要望

　2007年8月より休職していましたが、復職を希望しています。長い期間休んだことや、うつ状態からの復職のために、さまざまな面で不安を感じますので、職場復帰についてのいくつかのお願いをまとめました。

1 仕事に関わることについて

　長期間休職したことから、復職には以下の点に配慮をお願いします。
　（1）仕事内容
　　　①職場は以前のとおり、農産部門の果物を希望します。

②当面はバックヤードなどでの単純作業などを希望（段ボールの処理、ゴミ捨てなど）

③疲れやすくなっているので、当面は作業の合間に休憩を取らせてください。

④当面は、お客さんへの対応などは避けてください。

　（可能ならば、売場に出るときは制服以外の服装を許可してください）

⑤時期をみて、陳列、商品チェックなどの仕事、カットフルーツの仕事がしたいです。

⑥どうしても元の仕事になじめないことがあれば、配置転換の相談をさせてください。

⑦指示をする人を明確にしてください。

（2）出勤時間

体力の低下の不安もあることから、段階的な出社を希望します。

就業時間

平日　6:30〜12:30（6時間）　土日　6:30〜17:00（9時間）

プラン1（午後からバージョン）

　　1週目　14:00　　　　　　　　　あいさつのみ

　　2週目　14:00〜15:00　1時間　バックヤード

　　3週目　13:00〜15:00　2時間　バックヤード

　　4週目　12:00〜15:00　3時間　バックヤード

　　5週目　11:00〜15:00　4時間　商品、店頭

　　6週目　10:00〜14:00　4時間　商品、店頭

　　7週目　9:00〜14:00　　5時間　商品、店頭、カットフルーツ

　　8週目　8:00〜14:00　　6時間　商品、店頭、カットフルーツ

　　9週目以降　改めて相談

　　プラン2　午前中からバージョン

　　1週目　9:00　　　　　　　　　　あいさつのみ

　　　2週目　9:00〜10:00　　1時間　　バックヤード
　　　3週目　9:00〜11:00　　2時間　　バックヤード
　　　4週目　9:00〜12:00　　3時間　　バックヤード
　　　5週目　8:00〜12:00　　4時間　　商品、店頭
　　　6週目　7:00〜12:00　　5時間　　商品、店頭
　　　7週目　6:30〜12:00　　5時間半　カットフルーツ
　　　8週目　6:30〜12:30　　6時間　　カットフルーツ

　　プラン3　お昼からバージョン
　　　1週目　12:00　　　　　　　　　　あいさつのみ
　　　2週目　12:00〜13:00　1時間　　バックヤード
　　　3週目　12:00〜14:00　2時間　　バックヤード
　　　4週目　11:00〜14:00　3時間　　バックヤード
　　　5週目　10:00〜14:00　4時間　　商品、店頭
　　　6週目　9:00〜13:00　　4時間　　商品、店頭
　　　7週目　8:00〜13:00　　5時間　　商品、店頭orカットフルーツ
　　　8週目　7:00〜13:00　　6時間　　商品、店頭orカットフルーツ

（3）出勤日
　　　当面の間は、お客さんの少ない平日の出勤にしてください。

2 職場復帰の話し合いについて

（1）労働組合同席の話し合い
　　　復職後も不安がありますので、定期的に話し合いの場をもってください。
（2）現場担当者の同席
　　　労働組合との話し合いの場には、現場の担当者の同席をお願いします。

3 復帰計画の見直しについて

（1）主治医の意見

　　体調を最もよく理解しているのは主治医ですので、主治医の意見を尊
　　重してください。
（2）計画の見直しについて
　　体調が不安定になる可能性もありますので、その際は計画の見直しを
　　お願いします。

4 職場への説明

　長期間休んだことについて、職場への説明をお願いします。
　朝礼などで、本人から説明もさせてもらいたいです。
　体調不良の際は、速やかに報告しますので、休憩をとる、早退するといっ
たことを許可してください。

4. 団体交渉を申し入れる

　「職場復帰の要望」を作成し、6月には労働組合から会社に復帰交渉の
申し入れを行いました。初めての団体交渉は8月でした。
　職場復帰について労働組合が交渉を申し入れることは、当時はまだあ
まり例がなかったかもしれません。あかねさんの場合、「一人でも入れ
る労働組合」である地域労組に入っていましたが、職場には組合員は誰
もいない状態です。そういうなかで、あかねさんの職場復帰を実現させ
るためには、きちんとした話し合いを設けたほうが安心なのは確かなこ
とでした。また、あかねさんとしては「パワハラがあったこと」を職場
の人に伝えたい思いがありました。会社が否定的な態度をとることも予
想され、労働組合として具体的に話し合いを行う必要がありました。
　筆者たちの予想に反して、会社側は職場復帰を受け入れる姿勢がみら
れました。第1回の交渉には関東の本社から人事担当者が出席し、復職
の受け入れを表明してくれました。労災申請している事実を伝えてもな
お企業側が復職を受け入れるのは、当時は（今でも？）稀なことだったと

思います。

5. 職場復帰に向けて

　会社と話し合いをした結果、リハビリ出勤から始めることになりました。1週間目は30分、2週間目は1時間、3週間目は2時間とだんだん時間を増やしていき、8時間まで働く「段階出社」も認められました。

　職場復帰のさまざまな条件が整理され、いよいよ職場復帰する日が近づいてきました。

　復帰直前には「職場復帰の要望」の作成に協力をしてくれた、けいわん（頸肩腕障害）の患者さんや職業病相談会の仲間との時間もとりました。職場復帰するときに「あいさつ」をすることが決まり、事前に「リハーサルをしよう」と、患者仲間の前で何度か原稿を読み上げる練習をしました。なお、「職業病相談会」とは職業病の患者の集まりです。本書では「患者会」ともいっています。

　このころ、「職場は仕事をしにいくところだから、人間関係はあとまわし。まずは、会社に行って仕事をすることが大事」とけいわんで職場復帰の経験のある方から言われていました。職業病相談会（患者会）や労働組合の人と話をすることには問題なくなっていたあかねさんでしたが、職場の人と会うこと、話すことには大変な不安を覚えているようでした。そうした「教え」を頭に叩き込むようにして職場復帰の日を迎えました。

4 職場復帰を果たす

1. 初出勤でやったこと

　2009年9月28日、15分からの出社が始まりました。そして、団体交渉の約束どおり、出社の初日には以下のあいさつ文を読み上げました。また、会社の人からも同様の説明をしてもらいました。

職場復帰したときのあいさつ文

　今日から職場復帰することになりました。

　当時のマネージャーの言動で、精神的にも苦しくなり、仕事も驚くほど増えたため、体調が悪くなりました。何も食べることもできなくなって1ヵ月ほど入院をして点滴治療を受けました。そのときはストレス性胃炎と言われ、その後、うつ病という診断を受けました。それから2年休んでいました。最初のころは話をするのがつらいこともありましたが、今はずいぶん回復してきて、またここで働きたいと思っています。

　店長、マネージャーに十分に相談にのってもらいながら、ゆっくりと仕事に慣れていきたいと思っています。最初はあいさつだけの出勤、それから1時間くらいの短い時間の出勤から始めて、少しずつ時間を延ばしていきます。回復してきていますが、体力や気力がまだ十分ではないこともあり、皆さんにはご心配をおかけすることもあるかもしれません。調子が悪くなりそうなら、早めに申し出るなどして休ませてもらいますが、そのときはそっと見守っていただけたらと思います。

　どうぞよろしくお願いします。

　あかねさんはこのときのことを次のように語っています。

　「長いこと休んでいたのもあって、ほとんどが知らない人でした。そ

れで、私が休むことになった経緯を知ってもらい、すぐに体調が戻らないかもしれないし、最初のうちは仕事が満足にできないかもしれないことをお伝えしたくて、そういう思いを込めて挨拶文を読ませていただきました。当日はそんなに暑い日でもなかったのに、文章を読み上げたあとは手が汗でべっとりするくらい緊張していました」

2. 周囲の視線が気になる

　復帰した当初、あかねさんが「周りの人は私のことを遠巻きに見ているように思う」というメールを送ってきました。普段はマイペースのあかねさんですが、職場復帰してからは周囲との関係にはとても敏感になっていました。

　しかし、それはあかねさんに限ったことではなく、職場復帰する多くの方に共通することです。長期にわたって休むと、その間、職場の人との関わりがなくなるため、当事者も周囲の人もどう接していいのかわからない状態になりがちです。周囲の人が意識的に冷たい態度を取ることがあるかもしれませんし、あるいは、どのように接していいのかわからずに、結果としてよそよそしい態度になるのかもしれません。それでも職場復帰した本人は「嫌われているのかもしれない」と疑心暗鬼になってしまうようです。

　あかねさんもまた、そういう状態だったと思われました。そんなあかねさんに対して、筆者は、周囲が積極的に接してこないと感じたとしても、「目の前の仕事をしっかりやることが大事」だと言葉をかけました。その結果、あかねさんは与えられた仕事に向き合う日々を送っていました。

　ちょうど1ヵ月ほどしたときに「パン屋さんのパートの人が挨拶してくれた」とうれしそうなメールが届きました。それをきっかけとして徐々に人間関係も広がっていったようです。周りよりも、本人の敏感さ

が先立つということはよくあること。メンタル不全の患者に対して「腫れ物を触る」ような接し方をするとよく言われますが、実は本人の緊張が大きいことも少なくありません。周囲は「どう声をかけていいのかわからない」と思っているだけのこともあります。あかねさんは時間をかけて、その緊張感を乗り越えていったのかなと思います。

　また、簡単な作業からの復帰を受け入れることも大切なことでした。この事例は、単純ルーティンを受け入れて、地道に真面目に働いていたあかねさんだからこその成功かもしれません。

3. 復帰後の仕事について

　職場復帰するときの希望として、当初は人との接触が少ないこと、「単純ルーティン作業」が望ましいと伝えていました。一方で、あかねさん自身はカットフルーツをしたい気持ちも強くもっていました。それに対して、会社が提示してきたのは「商品の賞味期限切れのチェック」の作業でした。人との交流も少なく、集中してできる仕事でした。会社は、本人の希望に沿って発病した農産部門へ戻すことがいいのか検討したようですが、最終的には元の仕事とは異なる仕事を提示してきました。

　当時のことについて、あかねさんは次のように語ります。

　私はカットフルーツの仕事に強い思いをもっていました。それだけに、職場復帰もカットフルーツに戻りたい気持ちが強くありました。しかし、周りの人たちから、「まずは8時間働くことを考えよう」と言われました。それで会社にもそのことを伝えると、最初は周囲の視線を気にしなくていい荷受けの作業を用意してくれ、その後は、賞味期限のチェックの仕事を提案されました。

　食品にはすべて消費期限や賞味期限があります。期限を超えて売れ残っ

ていれば、廃棄しなければなりません。期限が迫ってきたものは、値段を下げて売り切る（見切り）ようにします。会社は私にその仕事をするように提案してきました。

　賞味期限のチェックは、どんな小さな食品にもしなければならず、一日に2〜3時間もすれば疲れてしまいます。また、広い売り場を全部やり切るには、数ヵ月もかかります。それでも、私が見切りをした商品が売れていくのを見るとうれしくなりました。それぞれの売り場の担当の人からは、廃棄が減ったことを喜んでもらえ、それもまたうれしく思いました。次第に私は、この仕事にも自信をもてるようになっていました。

　あかねさんは1日のうちの数時間を賞味期限切れチェックを行い、働く時間を延ばしながら、徐々にほかの部門に応援に行くようにして仕事の幅を広げていきました。仕事に自信をもてるようになると、少しずつ余裕も出るようになったようでした。

　賞味期限をチェックしているときにも、お客さんから商品がどこにあるのかを聞かれると案内もしないといけないので、商品と売り場を覚えなければなりません。2年間離れていた職場だったので、商品がどこにあるかもわかりません。だから1個1個どこにあるかも覚えながら、賞味期限をチェックしていました。おそらく最初のころは疲れたと思います。ここは売り場が非常に広くて、扱う商品も多い店舗です。あかねさんは「何がどこに置いてあるのか」のメモを持ち、一生懸命書き込んで覚えていきました。

　あかねさんが働いているときに、仕事を見に行く機会が何度かありました。お菓子売り場でポテトチップスをチェックし、そのあと綺麗に商品を並べていました。そばに立ってじっと見ていても気づくことなく熱心に働いています。そばに人がきても気がつかないくらいの集中力で、

「こんなんでお客さんから話しかけられるんだろうか」と思ったほどです。当時の店長はその丁寧な仕事ぶりをみて「任せてよかった」と語ってくれました。

4. 快適な職場づくりのために

　団体交渉で決められた月1回の事務折衝は確実に開催されました。労働組合の人と筆者が同席し、職場復帰の進捗状況が話し合われました。半年くらいは順調だったので、このままだったら大丈夫だなと思っていたところ、2010年4月に、それまで職場復帰の対応をしていた店長とマネージャーが異動となりました。同時に、あかねさんから「新しくマネージャーになった人が、どこかあの『パワハラ上司』に似ている」と報告がありました。

　それまで対応してくれていたマネージャーと異なり、新しく担当した木下マネージャー（以下、木下M）は何事につけても雑な対応で、言動も威圧的なところがあると言います。あかねさんは木下Mの話になると「あれはパワハラです」と繰り返しました。そして、事務折衝の席で「まだパワハラが会社にある」「パワハラをしてはダメですよ」と何度も発言しました。

　木下Mは、あかねさんの業務を管理する立場でありながら、仕事内容を把握しておらず、規定時間内にできないほどの業務を指示することもありました。そこで筆者は、あかねさんに「日報」をつけることを提案しました。日々の業務内容を記録し、どの程度の仕事量をこなしているのかをマネージャーに把握してもらうためです。日報を書くのは面倒ですが、管理者にきちんと仕事を把握させるために必要なことです。あかねさんは手を抜くことなく、丁寧に日報を書きました。

　しかし、木下Mは日報を見ずに「はいはい」といい加減に印鑑を押すこともあったようです。ほかの従業員への態度もよくなく、あかねさん

は事務折衝のときにそれを伝えました。繰り返して伝えたことで、次第に店長も配慮してくれるようになったと、あかねさんは当時を振り返ります。

「今思うと、上司の交代は私を成長させてくれる試練だったんでしょうね。おかげで、以前より強くなったと思うし、周りからもたくましくなったと言われます。職場復帰の際、人事から『二度とパワハラが起きないようにする』と反省の言葉をいただいたのに、実際のところは何も変わっていなかった。だから、私が少しずつでも会社を変えていこうと思います」

あかねさんが「パワハラ上司に似ている人」に反応したのは、ほかの事例においてもみられる現象です。病気になるほどのひどい経験をすると、そのときのことが忘れられないものです。日常生活を送っているときにはそうでもなくても、似たような人物、似たような状況になると大きく反応する。いわゆる「フラッシュバック」のような現象がみられることはよくあります。

その後も、地道に木下Mの態度について申し入れを行い、あかねさんからは「ずいぶんよくなりました」と安心の言葉もでてきました。そして、その過程において、職場の人との人間関係も築くようになり、どんどんたくましさを感じるようになりました。労働時間も長くなり、復帰してから2年半後の2011年3月11日に事務折衝は終了しました。

5 労災で責任追及。そして職場復帰

その一方で、2009年3月に申請した労災は職場復帰直前の9月2日に不支給となりました。

　不支給決定に対しては、労働者災害補償保険審査官に審査請求を行うことができます。そこで不支給となった場合は、労働保険審査会へ再審査請求ができます。さらにそこでも不支給決定となった場合は、処分取り消しを求めて行政訴訟を行うことができます。

　不支給が決定したときには、あかねさんの職場復帰が決まっていましたが、「できることはしよう」と話し合い、審査請求を行いました。しかし、2011年8月には審査請求も不支給となり、決定内容から再審査請求は行わないことにしました。労災は不支給となったものの、地域労組として改めて団体交渉を行い、あかねさんが労災申請したことを受け入れたうえで、今後、同じようなことが起こらないように対応することを会社に申し入れました。

　本来、労災職業病の闘いの歴史では、発病すれば労災申請して企業責任を追及し、原因を明らかにし、患者が職場復帰できるように職場改善に取り組むという流れがありました。頸肩腕障害をはじめとした1960年代の職業病の闘いでは、労災申請の先に職場復帰、職場改善が進められてきました。ところが、1990年代に広がったメンタル不全については、従来の職業病の闘い、運動の経過と同じ道をなかなか辿れない状態にありました。それはメンタル不全に対する社会全体の理解のなさ、当事者である患者の病状に関係しています。

　当時、メンタル不全の発病の要因が十分に明らかにされておらず、病気の原因は個人的なものという認識が強くありました。わかりやすい「理由」が見出せない場合は、「怠けているのでは」「気持ちの問題」などという声も聞かれていました。

　また、労災申請をすれば会社の責任を追求することになり、職場復帰が難しくなるという考えもありました。休職している本人も、職場復帰するためには、できるだけ波風を立てずに話し合うほうがいいという思いもありました。さらに心が弱っていると、いろんな不安が生じて、あ

れもこれもと取り組むのはつらいことです。

　そのため、労災申請で会社の責任追及をするのか、職場復帰を優先するのか、二者択一のような状態が続いていました。

　そうしたなかで、あかねさんは当初から「職場復帰をしたい」ことと「労災申請は当然する」ことの両者をはっきり意思表示していました。当時の二者択一になりがちな状況のもとで、職場復帰と労災申請の両方に取り組んだことは評価されるべきことです。最終的に労災は認められませんでしたが、「職場で何らかの問題があった」と問題提起したことから、職場復帰の交渉でも企業側の理解は得られました。職場復帰を申し入れた時点で、パワハラ上司が退職したことも職場復帰できた大きな要因でした。

　しかしながら、会社がパワハラを否定することなく、職場復帰を受け入れることは稀なことです。あかねさんのケースでは、会社は職場復帰を受け入れて以降も、労働組合が申し入れた事務折衝にはすべて応じ、本人の不安についてきちんと話し合いを続けてくれました。当たり前のようですが、そうした会社が多いとはいえないのが現実です。

　労働災害が発生するのは、その職場に何らかの問題があったからです。労災が発生した場合、まず、労災として認められ補償を受ける。同時に原因を明らかにして、職場改善をする。そのうえで職場復帰していくのが基本です。現在、多くの職場でこの基本が守られているとはいいがたく、とくに心の病に関しては、まったく守られていない状況です。

　あかねさんの場合、労災は認定されなかったものの、職場に「問題がある」ことを伝えました。同じような心の病を生じさせないために、小さな問題でも指摘し、改善していくことを求めました。あかねさんは発病、労災申請、そして職場復帰をとおして、より働きやすい職場づくりを自然体で実現したのです。メンタル不全からの職場復帰の取り組みの貴重な事例といえます。

　あかねさんの就職から発病、労災申請、職場復帰の経過をおさらいすると、次のようになります。

2003年9月	スーパーララナス西大阪店に入社
	農産部門でカットフルーツの仕事をする
2007年2月	桃山マネージャー赴任　パワハラが始まる
7月	桃山マネージャーからの叱責　体調不良を感じる。
8月	H病院に入院　休職へ（約2年）
	労働組合であかねさんは「労災申請をしたい」「職場復帰したい」と当初から意思表示
2008年9月	労災申請の打ち合わせを開始
2009年3月	H労働基準監督署へ労災申請
6月	職場復帰に向けての打ち合わせを開始
8月	職場復帰に関して団体交渉（西大阪働く仲間の会） （その後の事務折衝は2011年3月まで12回） 10/14、11/18、2010/1/22、3/17、4/22、6/1、7/8、8/3、 9/9、10/12、11/9、2011/3/11）
9月2日	労災不支給決定
9月28日	復職（15分勤務×1週間） 本人、担当マネージャーから、休職理由とこれからについて挨拶する
10月	審査請求
11月	6時間勤務開始
2010年4月	人事異動で上司が交替 （店長、直属上司⇒木下マネージャーへ）
5月11日	8時間勤務開始 これ以降の事務折衝は上司木下マネージャーの言動について

2011年3月11日	事務折衝（職場復帰については終了）
8月	早朝シフト開始
8月	審査請求での不支給決定
10月25日	労災不支給決定を受けて団体交渉
2014年7月	売り場のサブリーダー

6 その後のあかねさん

　3年後、順調に職場復帰を果たしたあかねさんに、筆者が世話人をしている「職場のメンタルヘルス事例研究会」で報告してもらう機会がありました。世話人である弁護士が「私たちは精神疾患の労災申請や裁判をしているけれど、その後、職場復帰してうまくいった人はいるんだろうか。うまくいっている事例に触れることがない」と発言したことから企画されたものでした。3年経過して明らかになったことは以下のことです。

1. 相談する力をつけたこと

　ある参加者から「困ったときには連絡して、ちょっと冷静に自分のことを見てねというやりとりをしている。連絡する力があり、連絡できる人がいるっていうのは、すごく幸せだと思います」という指摘がありました。職場でトラブルに巻き込まれると一人で右往左往して、体を壊して辞めてしまうこともあるという経験を踏まえた意見が述べられました。

　それに対してあかねさんは「私はどっちかっていうと誰にも相談し

ないタイプ、家族にも言わないタイプでした。自分で全部抱え込んでしまって、最後には体調を崩したみたいな感じです。それが復職するって決めてからは、会社に対してもそうでしたけど、何でも周りに言うようにしました。思ったことは吐き出して、ストレスをためないようにしています」

2. 時間の経過で変化すること

　弁護士からは次のような質問が出ました。

　「弁護士が入ると、会社とガチで対峙する状況になってしまうことが多い。上司からパワハラを受けているという相談はけっこうあって、多くの方が『上司に謝罪させたい』、『会社として上司を処分してもらいたい』とおっしゃる。同時に、自分は治療もしたいけど、業務量とかポジションは維持したいともおっしゃる。それで結局、『謝罪しろ』といったことになるのですが、あかねさんは謝罪を希望されなかったのでしょうか?」

　それに対してあかねさんは「私は謝らせたかったです」とはっきりと答えました。本人は職場復帰できたものの、パワハラ上司は謝ることなく退職していきました。「職場復帰したとき、パワハラをした上司に謝罪してほしい気持ちは強くありましたが、その人は自分が悪いと思っていなかったようです。許せない気持ちが強くあったので、こうやって職場復帰できずに仕事を辞めていたら、パワハラ上司を訴えていたかもしれません」と言いました。

　「労災申請をしたら職場に居づらくなるとは考えていなかったのですか?」との質問には、「職場復帰するのに不利になると思いましたが、でも辞めるのも違うと思って、労災申請と職場復帰の両方を決断しました」とのこと。あかねさんは最初から「私は悪いことはしてない」という信念がはっきりしている人でした。どうしても許せないという気持ち

があったはずなのに、今はしっかり働いているのを見ると、「謝らせたい」「訴えたい」という感情も過去のものになっているようでした。

3. あかねさんの柔軟性

　あかねさんはもともと人見知りでおとなしいタイプに分類される女性で、どちらかというとマイペースな人柄です。体調が回復していないころは、人との交流について抵抗を示すこともありました。一方で、自己意見書を作成し、問題点が整理されるにしたがって、地域労組や職対連、職業病相談会（患者会）などとの交流が進むようになりました。特に職業病相談会では、どうやったらうまく職場に戻れるのか、けいわんで職場復帰した年配の方の言葉に積極的に耳を傾けていました。

　自分は悪くないと思うならば、職場復帰の際にはきちんと挨拶をすること。人間関係に悩む前に、まずは仕事をすることなど、職場復帰では当たり前といえることを先輩から学んだようです。挨拶については、復帰の前日に職対連の事務所に来て練習し、当日は自分の身に起こったことを包み隠さず話しました。「研究会での報告」にも、前向きに取り組んでいました。こうしたあかねさんの柔軟な姿勢が、労災申請と職場復帰を両立できた要因なのかもしれません。

コラム　パワハラの構造

　あかねさんの労災は認められずに終わりました。かなり問題のある上司でしたが、直接の暴言があったわけではないことから、労災には馴染まなかったともいえます。また、この事例からは、パワハラ上司側の問題もうかがえます。研究会での事例報告を受けて、国本代表が次のようなコメントを述べています。（2008年9月13日メンタルヘルス事例研究会）

　「パワハラのケースでは、その行為をやっている側（上司）が追い込まれていると感じることがある。そもそも、この上司の桃山Mというのがおかしい人ではないか？　人事や店長である管理者は、なぜ対策をしないのか？　そう考えると桃山M自身が人減らしに役立っているのかもしれない。会社は痛くもかゆくもない。でも、桃山Mはおかしい状態にある。だから、なんで会社が動かないのかを問題にしないといけない。僕は、例の連絡ノートを会社は捨てないと思う。あくまでも桃山M個人が悪いとすれば、会社の責任にならないから、その証拠として残しているのではないだろうか」

　国本代表からのコメントにあるとおり、パワハラ事案については、加害者である人物にこそ問題があると思われるケースもあります。実際、この事案のパワハラ上司にどのような特性や事情があったかを確認することはできませんが、そういう異常な状態のなかで体調を崩したあかねさんは、ある意味、まっとうな人間だったと思います。

事例2 倒れるまで働き続けた菜々美さん

1 早く仕事を辞めたいという菜々美さん

1. 相談会にやってきた菜々美さん

　貫井菜々美さん（当時50代女性）に初めて会ったのは、職業病相談会（患者会）のストレスマネジメントの学習会の場でした。菜々美さんの夫が『労働と健康』の読者ということから、学習会の開催を知って参加されました。

　この日、菜々美さんは友人を伴って参加し、「私はあくまでも付き添いです」といった感じでした。ところが話を聞いてみると、休職して1年ほど経過しており、あまり体調も良くないようでした。当初から「会社を辞めたら元気になるから」と言っていましたが、社内制度を利用した有給の病気休暇を取っており、退職するとその制度が利用できなくなるため、「今すぐ辞めるのはどうなんでしょう……」と言葉をかけました。菜々美さん自身もそのことは理解していたのか、すぐに退職することはありませんでした。

　付き添いのように思っていた菜々美さんですが、職業病相談会（患者会）にはその後も続けて参加していました。ご自身が休職中であるにもかかわらず、「私は患者というわけでもないので」という、「他人事」のような様子でした。そして、魂が抜けたように、どこかつかみどころの

ないところもありました。そして、会うたびに「会社を辞めたいと思う」
と繰り返しました。「家事もやって子どももいて、介護もしている。そ
れで仕事をするのは難しいと思っています。目も頭も痛くて、何を見て
いても頭に入らなくて……自分の性格とか生活を考えると、今の職場に
戻るのは考えないほうがいいと思っています」

　そう言いながらも「主人もあと少しで退職になるので、仕事がないの
は経済的には大変かもしれない」とも言います。周囲からも「今の仕事
を辞めたら仕事はない」と言われていたようです。そんななかで、「自
分を犠牲にしてまで戻りたくない」「せっかくの人生なのに、クタクタ
になるだけの毎日でいいのか」と、思いを語っていました。退職したい
と言いながら、経済的な事情があったとはいえ、実際に辞めようとしな
い。その行動からは会社とのつながりの強さを感じました。実際のとこ
ろは、本人もどうしたいのかわからなかったのかもしれません。

2. 休んでいるのに忙しい

　「私は何かモチベーションがあればがんばれる」
　「行事があれば、頼まれたりしたらがんばれるし、自分が期待されたら
やる気になる」
　「何もなかったら、何もできなくなると思ってしまう」
　「自分だけの世界だったら、自分がないのかもしれません」
　「なので、休んでいてもスケジュールを決めないと落ち着かない」
　菜々美さんはこのように繰り返します。

　それを証明するかのように、休職した当初、「明日から休みだ」と思っ
た菜々美さんは、家の中の「お掃除スケジュール」をすぐに作成したそ
うです。休んでいても「何かしなければ」と思うのは、心の病の患者さ
んではよく聞く話です。休まないといけないくらい体調が悪いのに、普
段、忙しくてやれなかった家事などを一生懸命にやってしまう。休むべ

きときに精力的に動いてしまうので、体調はいっこうに良くならなかったそうです。

「体はちょっとずつ楽になってきていて、前より動けるようになってきている。ただ、無理してやろうとすると崩壊状態になってしまう。それでいていつも焦っている。家にずっといることがなかったので、家にいること自体に罪悪感がある」と言います。そして、「朝、8時とか9時くらいまでテレビをつけてぼんやりしていたら『何もせずに見てしまった』と自己嫌悪に陥る」状態でした。

徐々に休職前の状態について語ってくれるようになった菜々美さん。休職前は緊張状態がずっと続いていたそうです。年に1回健康診断を受診し、特に異常はないと言われていたのに、緊張状態が続いて、常に動悸がしていました。「今、考えると心臓をいじめていたのかな」と振り返り、「休んでいなかったら心筋梗塞になっていたかもしれない」と言います。

そんな状態だったのに、家族のために毎日の家事はしなければいけない。台所に立つとめまいがする。会社に着て行っていた服を整理していたら「こんなもの着られない」と思い、吐き気がする。休職してかなりの時間が経過しているにもかかわらず、当時を振り返るとドッと調子の悪さが出てくるようでした。

3. 退職しても元気にならない

どこか他人事のように語る菜々美さんの話を聞いていると体調がいいとは思えませんでした。2013年7月ごろ、休職して1年半ほど経過したころには「去年の今ごろのことが遠く思えるようになってきました。やっと体が自分のところに戻ってきたような感じがします」との言葉がありました。1年前に比べると、本人はかなり回復してきた実感があったようですが、話を聞いていると、やはりそれほど回復していない印象でした。

　このころの菜々美さんは、確かにそこにいるのに、なんとなく存在感が希薄な印象がありました。はっきりと発言はされているのに、どこか辻褄が合わないことを繰り返し、魂が抜けたような、手を伸ばしてもすり抜けてしまいそうな頼りない、実体のないような感じがしていました。

　「会社を辞めたら元気になる」といっていた菜々美さんは、有給の病気休暇が終了する2年を経過した時点で退職することになりました。制度的にはそこからさらに健康保険の傷病手当金を受給することも可能でしたが、「会社との関係を断ち切りたい」という理由から申請しませんでした。そうやって会社との関係を断つかのように退職しても、体調が戻ることはありませんでした。会社に対する複雑な思いを抱いているものの、会社を訴えたい気持ちや労災申請の要求はありませんでした。それでも筆者たちとつながっていました。

　この時点でも、菜々美さんが「どうして病気になったのか」「どうして休職に至ったのか」がわからないままだったこともあり、筆者から「一度、これまでの出来事を整理してみませんか」と声をかけました。通常、出来事の整理は労災申請や職場復帰を前提として行うものですが、菜々美さんの場合は、そうした明らかな目的を持ったものではなく、純粋な「振り返り」のような位置づけで取り組んでみました。しんどいと訴えながら、その一方で、私は大丈夫、問題はないという、掴みどころがなく存在感のない雰囲気はどこからくるのか。そのことを知りたいという気持ちから「振り返り」をすることにしました。その「振り返り」で、菜々美さんがここにくるまでに死にそうな状態であったことが徐々にわかってきました。

　ここで菜々美さんの働いてきた軌跡をみていきましょう。

2 菜々美さんが倒れるまでの軌跡

1. 兆候が見えた異動

　短大卒業後、菜々美さんは損害保険会社に入社しました。労働組合のあることは、入社のときに意識したそうです。

　最初に配属された大阪支店での19年間（1979年～1998年）は、「海上保険」を担当しました。社内でも海上業務を担当する者は限られ、輸入事故の損害調査・折衝や英文書類の作成など専門性が求められたため、菜々美さんにとってはやりがいのある仕事でした。また、長年専門的に携わっていることで、周りから信頼されていました。1992年に結婚。1994年に長男、2000年に長女を出産。当時は保育制度が十分ではなく、産後5ヵ月で復帰。1997年ごろ、上司の対応の悪さで負担が大きくなることもありましたが、仕事はおおむね良好でした。

　1998年ごろ保険が自由化され、料率の自由化や過去の資料廃棄命令が出るなど、既存のシステムが崩れつつありましたが、引き続き仕事も体調も良好でした。そして、労働組合では職場の分会副書記長を務め、助け合いの状況がありました。

　その後、1999年に「火災新種」という部署に異動しました（1999年から2年間）。「火災新種」はそれまでの「海上保険」とは異なるもので、しかも、火災保険だけでなく傷害保険も含まれていました。本来ならば教育研修が必要な異動でしたが、子どもが小さい（長男が4歳）ことから宿泊研修を受けることができず、見切り発車のような形で新しい仕事がスタートしました。30代後半で小さな子どもがいるなかでのことでした。

　また、保険自由化の直後であり、当時は「適正支払強化」のため、顧客への締め付けを厳しくしていました。厳しく査定し、保険給付を削減するなど業界全体が大きく揺れていて、末端の業務も混沌としていまし

た。必然的に業務量が増えましたが、軽減に向けた措置はありませんでした。それに加えて、本来であれば課長が担当すべき詐欺案件も担当するなど不運も重なりました。

　そうした状況を打開し、効率化を図るため、菜々美さんは得意なパソコンの導入に積極的に取り組みます。自分のために始めたことでしたが、いつの間にか周囲から「困ったら菜々美さん」といった扱いを受けるようになり、業務軽減にはつながりませんでした。

　「火災新種」になってから、胃の痛みが常態化し、月2、3回は業務中も保健室で休むことがありました。しかし、受診しても異常がなく、がまんして仕事をしていました。結局、ミスを起こさないと動いてくれないどころか、ミスが起きてもフォローがないなかで、自分の身を守るために必死になっていました。

　その後、大阪支店に異動。再び「海上保険」を担当しました（2002年～2006年）。基本的に以前の海上課での仕事と同じであったことから不安はありませんでした。本来の部署に異動したものの、パソコンの導入が進んでおらず、作業の無駄を感じました。上司の指示も無駄なことが多く、職場の雰囲気に違和感を覚えました。ただ、「火災新種」時代よりも体調は改善し、胃の痛みはあったものの、保健室に行くほどの痛みを感じることはなかったといいます。

2. 心と体が壊れはじめる

　2007年、大阪支店から神戸支社に異動することになりました。この異動により、通勤時間が1時間30分ほどになりました。異動前に、子どもが手のかかる年齢であることから、長時間の通勤は難しいと訴えていましたが、覆ることはありませんでした

　神戸では再び「火災新種」と「自動車保険」の損害調査を担当することになります。このとき、他社の例では1人300～400件、自動車保険で

は100〜200件程度といわれるところ、菜々美さんが抱える未処理案件は1,000件ほどにのぼりました。また、査定を厳しくしすぎた反動で、保険会社の「不払い金」が社会問題となっていた時期で、金融庁からの「不払い金」への指導が厳しくなり、その対応にも追われだします。さらに問い合わせの電話も多く、こうしたことが重なって、業務量は増加。時間内に事務処理できず、定時に終われないことが常態化しました。また、それを補うはずのパート社員は仕事がきついためか続かず、定着しませんでした。

　なんとか効率化を図ろうとシステム構築を行い、業務がスムーズに進むようになると、今度はなぜか他部署から「楽をしている」との声が上がるようになりました。そのため、かえって上司からのサポートもなくなりつらい思いをします。ただ、このころはまだ同僚と助け合う関係があり、職場の雰囲気も良くて、人間関係で苦痛を感じることはありませんでした。

　その後、業務量がいっぱいいっぱいで、1日休むと仕事がたまるため、休みを取ることも困難になっていきます。しかし、相変わらず上司による業務軽減の措置はありません。さらに1時間半の通勤はかなりきつく、疲労がたまっていきました。胃の痛さは減りましたが、体の疲れや目の痛みが続き、最寄り駅に着くとぐったり。帰宅してから食事を作ることもつらい状態でした。

　こうした状態を職場の先輩や同僚、組合の仲間に相談したところ、「子どもが第一である。仕事を残してでも早く帰ること」とアドバイスをもらいました。しかし、仕事を残して帰れば、それが翌日に持ち越されるだけで何も解決しません。残したら残しただけ仕事がたまっていくので、とりあえず最低限の仕事を片付けるまでは、実際には帰れませんでした。

　菜々美さんは当時の心境を次のように語ります。

　人間関係は良好でした。仕事も真摯に向き合うことで、業務を理解することはできていました。でも、絶対的な仕事量の多さから、こなせないことが続いていたんです。いったいどうしたらいいのか。周りの人は「仕事をおいて帰ったらいい」と言うけれど、実際には、仕事を残して帰ることなんてできません。同僚に仕事をやってもらうことになるからです。同僚も手いっぱいな状況なのに、これ以上の負担をかけたくないと思っていました。仕事が多いのは自分たちの責任ではなくて、会社や上司の管理責任のはずだけど、なんとか仕事をこなさないといけないと思い込んでいました。通勤電車の中でも仕事をして、自分ができる以上のことをしても仕事が終わらない。どうなっていくのかわからない状況になっていました。

　自宅の最寄り駅で降りたら、もう動く気力もなくて、体を引きずるように帰りました。帰宅してからもすぐに家事もできず、夫は帰宅が遅くて、顔をあわせることもなく、だんだん夫にも不信感を感じるようになっていました。それなのに、夫の帰宅が遅いことも、家事がちゃんとできないことも「自分が至らないからだ」と、なぜか思い込んでいました。

3. 仕事の奴隷となって倒れる

　2009年に再び大阪勤務となりました。業務内容は神戸のときと基本的に同じでしたが、通勤時間が1時間30分から1時間になり、通勤の負担は少しだけ軽減されました。異動してすぐに、職場の雰囲気が良くないことに気づきます。助け合う雰囲気を感じることができず、仕事の効率の悪さも目につきました。難しい案件をいくつも担当することになっても、相談できる相手がおらず、どうしていいのか困惑することが続きました。

　保険法関連の100年ぶりの改定に伴ってシステム改変や事務処理が増

加し、人手不足が顕著になるなかで、チームミーティングや勉強会が週に何回も行われました。2011年にはモラル問題を抱える案件を担当し、ほかの査定担当者が650件以下であるのに対し、菜々美さんは相変わらず約1,000件を担当しました。この数はこなせないと上司に訴えましたが、いっこうに改善されません。

次第に普段の生活でもミスや忘れ物が増えていきます。鼻が腫れたり、股関節が腫れて歩けなくなったり、腹痛胃痛や強いめまいがたびたび起こるようになりました。食器洗いがつらく、そんなときは2度に分けてなんとかこなしました。めまい・吐き気と戦いながら食器を洗うこともありました。そんな体調なのに、土日は長女のバレーボールの付き添い、実家での介護や個人的な活動など1日も休むことはなく動き回っていました。

菜々美さんは、会社の外では「この働き方はおかしい」と思っていても、いったん出社してしまうと「おかしい」という感覚が麻痺したと言います。しんどくて「仕事量が多い」と訴えても聞いてもらえず、働きすぎの基準もわからなくなっていたようです。

何度も上司に助けを求めましたが相手にされません。どうにかしなければと労働組合の人に相談したところ「職場会で要求をあげてくれないと動けない」と言われたことから、自ら職場会を主催することにしました。しかし、職場会を開いたら開いたで、みんな口々にしんどい状況を主張。菜々美さんの問題解決のための職場会だったのに、自身の話はあまりできないままに終わりました。それどころか、みんなの意見をまとめる役割を果たすことになってしまいました。

そんなときに「見るからに体調がよくないから受診した方がいい」と言ってくれる人がいました。「なんで私が受診しないといけないの？」と思いはしましたが、「そこまで言うなら」と紹介された心療内科を受診しました。

「何を話したらいいのだろう」と思いながらの受診でしたが、話し始めて1、2分後には、むちゃくちゃ気分が悪くなって、しゃべれなくなってしまいました。とにかく気分が悪くなって、勝手に涙はでるし、先生からは「死ぬよ」「ドクターストップです！　休みなさい」と言われました。「休めない」と答えたものの、ふらふらの状態で、横にならせてもらいました。そのあと診断書を書いてもらい、ふらふらのまま帰宅して、翌日から会社を休みました。

こんなことになって「恥ずかしい」という思いもありながら、自責の念も強く、自分に対して腹が立ったり、なにがなんだかわからない状態でした。倒れるほどの状態なのに、「自分だったらもっとちゃんとできたはず」という思いがあったのかもしれません。本当はほかの人のためにと思って動いてきたのに、自分が倒れてしまったことが、やはり「恥ずかしい」と思っていました。そこから会社には行けなくなってしまいました。

4. 働きすぎる人にありがちなこと

「困ったら菜々美さん」と言われるほど、菜々美さんは職場ではよく働く存在でした。「みんな私にやらせる」と不満を口にしていた菜々美さんでしたが、一方で頼られる充実感や達成感を抱いていたのかもしれません。いわゆる「タイプＡ」と言われるような、真面目でがんばり屋さんだとも言えます。

タイプＡとは「タイプＡ行動パターン」の略で、競争心が強く、仕事に熱中し、攻撃的で、イライラしやすく、他人とよく対立するといった行動様式です。タイプＡの人は、狭心症や心筋梗塞などの虚血性心疾患にかかる率が高く、頭痛、消化器症状、睡眠障害などの訴えも多いといわれます。怒りやすく、血圧や心拍数が増加することが多く、心臓などに負担がかかりやすいためだと考えられています。

　そもそも、日本企業は、こうした真面目な労働者を好ましく捉えていました。仕事に熱心でしっかりしている。それは高評価されるべき人でした。ところが、新しい技術が導入され、効率化が進められていくと、「できる人」に仕事が集まり、仕事を押しつけられ、結果的に過重労働を強いられるようになりました。過労死、過労自殺の事例を読み解いていくと、労働者の真面目な性格に気づかされます。菜々美さんはまさにそうした「過労死しそうな人」でした。

　そんな働き方をしていくうちに、上司に対する見方も変化していったようです。自分は一生懸命やっているのに、そのことに気づかず、放置している上司が許せなくなってしまう。仕事が多いのは会社全体の問題であるはずなのに、直属の上司だけが悪いと感じてしまい、許せない感情にとらわれてしまう。一方で、会社全体の問題だという認識がありながらも、目の前の仕事をこなせないことに対して、「自分が悪い」と思い、「どうしてきちんと仕事ができないのだろうか」と自分を責めてしまう。そうなると、何が正しいのかもわからなくなり、周囲や自分を責めてしまう感情に苦しんでいたようです。

3 菜々美さんの話を聞いて

1.「振り返り」の効果

　菜々美さんが退職してから、数ヵ月をかけて「振り返り」のための聞き取りをするうちに、厳しい状況のもとで働き続ける姿が浮かび上がってきました。一生懸命働き、しんどいと訴えているのに、誰も手を差し伸べてくれない。やれる人に仕事を押し付けて乗り越えていこうとする会社は、菜々美さんのしんどさ、抱え込んでいる状況を認識しながらも

放置していたことが明らかになってきました。

　誰にも頼ることができず、小さな子どもを抱えながら家のこともこなす。体は悲鳴をあげているはずなのに、そのことをわかってくれる人がいない。菜々美さんなりにその苦しさを訴えているのに、なんの助けも見出せない状況は、聞いていて胸が苦しく、涙さえ浮かびました。ところが、菜々美さんはそんな筆者を見ながら「なぜ、あなたが泣くの？」とまた他人事のような言葉をかけてくるのです。長い期間、過酷な状況下に置かれた結果、自らの感情をどこかに置き忘れてきたかのような印象を受けました。

　メンタル不全で倒れるというのは、このときの菜々美さんのように普通の感情さえも失ってしまうものなのだと思います。

　職場での問題で発病した場合、いろんな道をたどります。忘れることができる人はある意味健康な状態です。職場での問題について「できるだけ考えない」と、出来事を横に置ける人もいます。かつて、職業病相談会（患者会）に参加しながらも「もう、過去は考えない」といって離れていった方もいます。それはそれで健全なことです。

　一方で、つらい経験を忘れ、遠ざけることができない人は、ついそのときの出来事を思い出し、苦しい思いを繰り返します。忘れようとしても忘れることができず、何らかの方法で出来事を整理しなければ動き出せない人もいます。

　菜々美さんも会社を訴えたり、労災申請などの責任追及をするつもりはないと言いながら、会社での出来事を忘れて、なかったことにするのはできなかったようです。「振り返り」のために話を聞き、これまでの経過をまとめていくなかで、少しずつですが菜々美さんに降りかかった状況が明らかになりました。当たり前に働きたいだけなのに、いろんなことを求められるようになり、それに応えなければならない気持ちになる。そこまで無理して働く必要はないはずなのに、徐々に負担は大きく

なり、いつのまにか「仕事の奴隷」になっていました。菜々美さん自身もそのことに気づいていなかったようです。「振り返り」で過去をまとめることで、過酷な状況に置かれていたことがはっきりしてきました。

「振り返り」でまとめたものを、「職場のメンタルヘルス事例研究会」で報告することになりました。研究会には菜々美さん自身が、元職場の同僚である労働組合の仲間を招きました。菜々美さんは会社を突然休職してから、労働組合の仲間に何も伝えることができていませんでした。菜々美さんなりに何かを「伝えたい」という思いがあったようです。

研究会では、「振り返り」から過酷な働き方の経過を報告し、労働組合や産業カウンセラーや医師、弁護士など第三者からさまざまな意見が出されました。菜々美さんは自分のことが議論されているのに、ここでもどこか「他人事」のような雰囲気を醸し出していました。菜々美さんの働き方が「ワーカホリック」と指摘されたことには、むしろ怒りを感じたそうです。「自分はそこまで働いていないはずなのに」と反発を感じていました。自分自身のことでありながら、どう受け止めていいのかわからなかったのかもしれません。研究会では最後まで腑に落ちない様子でした。

その後、菜々美さんは徐々に健康を取り戻していきました。それまで自分自身のことが「他人事」のようだったのが、「これは自分に起きた出来事」と少しずつ受けとめるようになってきたようにも思いました。どこかに行っていた「魂」が菜々美さんの体に戻ってきたようです。ぼやけていた輪郭がはっきりし、明るく陽気な菜々美さんになっていきました。そして、いつしかそばにいる人を安心させる存在へと変わっていきました。

2. 原因となる状況について

当時の損害保険業界の状況を振り返ってみると、金融ビックバンとい

われる金融の自由化が背景としてあります。保険業界は損害保険、生命保険などの垣根を越えて保険商品を販売できるようになり、強引に業務を拡大していました。菜々美さんの事例の背景にも、この業界全体の変化がありました。そうしたなかで、労働組合は「過重労働を許さない」としながらも、「労働運動もする、仕事もきちんとする」という風潮があり、真面目な労働者ほど生真面目に業務を遂行していたのかもしれません。

　労働組合の仲間は、「仕事が終わらない」「家のこともあるので早く帰らないといけない」と相談した菜々美さんに対して、「仕事を置いて帰るべきだ」と言ったといいます。確かに会社に人手不足を訴えるためには、仕事が「終わらない」ことを示す必要があり、そのためには「置いて帰る」ことが正しい方法かもしれません。しかし、真面目な労働者にとって、目の前にある仕事が片付かないままに放置することは簡単ではないのです。

　ギリギリまでがんばっても残ってしまうほどに仕事が山のようにあり、それを残して帰ったら、翌日、その翌日と仕事が積みあがっていく状態だったと菜々美さんは言います。そうした状態を訴えていたにも関わらず改善されなかったのは、周囲に「菜々美さんはなんとかやるだろう」という意識があったからではないかと思います。それに対して菜々美さんは相応に抗っています。上司に相談したり、労働組合の幹部に訴えたり。しかし、誰も本気で取り合うことなく、状況は改善されませんでした。それは菜々美さんが「できる人」だったこともあるでしょう。できるから仕事を押し付けられてしまう。残念なことに、こういうタイプの人がいると、今でもよく聞くことがあります。

　この問題が「個人の問題」ではないことを忘れてはいけません。労働現場は日々、合理化、効率化を進めており、機会を見つけては人を減らし、個人の仕事を増やしていきます。そして、「できる人」には多くの業

務が課せられ、いつのまにかそれがスタンダードになっていく。同時に業務の効率化を進めるうちに、なんとなくできるようになっていく。そういう過渡期において、菜々美さんのような存在が必ずいるのです。合理化を助けるような「働きすぎる労働者」がいることを忘れてはいけないと思います。菜々美さんは「ずいぶん昔の事例なのに」と言われるのですが、今でも同じような相談は少なくありません。

3. 菜々美さんのような人は意外といる

　ここ数年の菜々美さんは、本来のほがらかで天真爛漫な雰囲気を振りまいています。人を安心させるような明るさもあります。「振り返り」をしていたときは、聞いているだけで苦しくなるような状況に対して、「なんでもないことよ」とどこか他人事のようで、どこかに感情を置き忘れているような印象さえありました。その菜々美さんが、昔の自分の姿を「仕事の奴隷」と表現し、「泣けてくる」と言います。その言葉を聞くと、人間の感情を取り戻したのかなと思います。

　相談に訪れる人のなかには、菜々美さんのいう「仕事の奴隷」となって働いている人は少なくありません。根底には仕事に対して真面目で、きちんとやり抜きたいと思い、その先にいる顧客に対して不利益を与えないようにと誠実に働いている人たちです。そうした真面目な労働者を使用者は「見て見ぬふり」をして、ひどくこき使う姿を見かけます。第三者からは、特に指示されたわけではなく、自ら進んで働いているかのように見えます。しかし、本当はそうした「働きすぎ」を使用者は知っているはずです。その先には、心を病み倒れる道が待っています。

　「仕事の奴隷」となっている労働者は、自ら「休むこと」を選択できない人も少なくありません。体調に異変があるとわかっていても、「休むわけにはいない」と言います。これまでも相談者に対して、ただひたすら「休んだほうがいい」と説得をすることが何度もありました。

**当時の自分を振り返って
ー菜々美さんへのインタビューからー**

　2022年、「職場のメンタルヘルス事例研究会」で報告をしてもらって
7年が経過したころ、菜々美さんに改めて話を聞きました。

　当時を振り返り、改めて「死の淵に立っていたように思う」と言いま
す。会社に行く途中で2つの川を渡るのですが、「ああ、私は今日もこ
の川を渡っていくのか」と思いながら、通勤していたそうです。倒れる
直前は本当にしんどかったのに休むと言えず、また、誰からも休めばい
いのにとも言われなかったとのことです。以下は、菜々美さんの話です。

1. 目の前の仕事は減ることもなく

　現在であれば「過大な要求」（パワーハラスメントの6類型の1つと
いわれている）といえる状況だったけれど、どれも手を抜くこともでき
ませんでした。「手を抜く」とか考える前に、目の前に仕事が山のように
あり、やってもやっても終わらない。今日の仕事が終わらずに残すと、
次の日はさらに仕事が増える状況でした。真面目というわけではなく、
やらざるを得ない状況に追い込まれていたのです。しかも、自然と個人
に責任を負わせるようなムードがありました。職場自身がコントロール
機能を失っていたのかもしれません。

　労働組合活動もしていたので、当時の仲間にも話したけれど「じゃあ、
仕事をおいて帰るべき」「誰かにやってもらえば」と言われるだけでし
た。それができないから相談しているのに伝わりません。一人で抱え込
まない人たちは、「それとなくうまく人に仕事を渡すべきだ」と言いま
す。でも、私の目の前には常に仕事があふれていて、気を抜くと倍返し
のように増えていく。そういう状況でした。今思えば、そのとき、すで

に病んでいたのかもしれません。かかってくる督促やクレームの電話が
きつく響いて、ストレートに刺さる。だからこそ、また「やらなければ」
と自分を追い込む。上司も労働組合も対応してくれないから、自分で改
善するしかないと思うようになりました。

　一方で、職場でも組合活動でも積極的にやっていたこともあり、私自
身も「いいところを見せたい」「私が職場を変えていきたい」という気
持ちも強かったのかもしれません。私がいくら発信しても伝わらなかっ
たのは、そのせいかもしれません。

2. 私が休んでも仕事はまわっている現実

　結局、受診してから出社できなくなり、診断書を会社に持って行きま
した。「休みます」と言うと、職場の人はすごく驚いたと思います。引き
継ぎをどうするかという話もありましたが、何もできずに会社をあとに
しました。その後、私がやっていた仕事は一人ではできないということ
で、やっと人が増やされて、なんとかまわっているようです。私が休ん
でからのほうが「仕事が楽になった」とも言われました。私があれだけ
人を増やしてほしいと言っていたのに、一人ではやれる量ではないと訴
えていたのに。休んではじめて人が増えて動き出したことに、とてつも
ない「怒り」を感じたことを覚えています。思い起こせば、休む直前、本
社から「一人だけ異様に残業が多い人がいる」という問い合わせがあっ
たそうです。でも、課長が適当に対応したのでしょう。結局、女性であ
る私を課長にせず、一般職だから賃金も安いので、うまく利用していた
のだろうなと思います。そんなこともわからずに、アホみたいによく働
いていたものです。

3. 専門知識のある人が近くにいてくれたなら……

　私が休むころには、すでにうつ病（精神疾患）で休職する人はいまし
た。それでも損保の業界ではメンタルヘルスに対する理解はなかったと

思います。今も理解があるかはわかりません。相変わらず根性論のように、しんどい人を「励ましている」とも聞きます。

　当時の私はどうすればよかったのでしょうか？　その方法はあまり思い浮かびません。ただ、職対連の藤野さん（筆者のこと）や福田さんのように理解のある人が周りにいて、止めてくれていたらよかったかもしれません。「正気の第三者」がいたら、あの働き方はおかしいと言えたのかなと思います。私は今、キャリアコンサルタントとして仕事をしていますが、そういう立場の人が近くにいて、ストップをかけてくれていたら違っていただろうかと思ったりもします。当時はカウンセラーに相談することは思い浮かばなかったし、安全衛生委員会も出席していたけど、自分が倒れることなんて想像もしていませんでした。心の病の知識がなかったのです。

4.「振り返り」、研究会で報告してみて

　当時、話を聞いてもらい「振り返り」をし、そして研究会で報告してみましたが、すぐに「すっきりする」ことはありませんでした。「結局、私はどうしようもなかったのかな」と思ってしまいました。それでいて、「ワーカホリック」と言われて、なんだかとても腹が立ったりもしました。今思えば、「仕事中毒」という意味の「ワークホリック」よりも「仕事の奴隷」のほうがしっくりくるように思います。労働者だから、目の前にある仕事をこなすために働くしかない。そういうなかで、仕事の奴隷になっていたのかなと思います。

　研究会で報告して、その後、怒りとかいろいろあって、徐々に力が抜けてきて今があるように思います。藤野さんに話を聞いてもらい「振り返り」をしているときは、自分の置かれた状況に対して無自覚だったけど、今、久しぶりに当時の資料を読み返すと、なんか泣けてきます。それくらいつらい状況の中にいたのかなと思います。

コラム　菜々美さんの「振り返り」に対するコメント

産業カウンセラーの立場から　　福田茂子

　「振り返り」を聞いて、産業カウンセラーとして何ができたのか。いつ、どういうタイミングで介入したらよかったのかを考えました。

　いつの時点で、何ができたかといわれると、どの段階で勧められたとしても、相談にはならなかったのかなと思います。それくらい、菜々美さんはすごく緊張していて、なにかに頼ると総崩れしてしまう状況であったのかなと思います。菜々美さんの事例を共有するなかで、「こういう人がいたら」「こういうところで声をかけあえたらいいね」ということを改めて考えました。

　職場の中では、自分はおかしいから（医者やカウンセリングに）行かないといけないと思っても、なかなか相談に行ける雰囲気ではない。だから、職場での全員面談という形で取り組むべきだとは思います。「新人」「昇進」「職場異動」など環境の変化のなかでストレスを受けていると考えるほうがいいかもしれません。

　加えて、ストレスチェックで、どれくらいストレスを受けているかを客観視するなどして、そのデータ解析の結果、個人を特定しない形でコンタクトをとることができたらいいなと思います。社会的な習慣として相談に行けるようにしないといけないのかなと思います。

　菜々美さんの報告のなかで人間関係がいいと言いながら、相談できないとか、視線が冷たいとかは要チェックになると思いました。頼れない状態を感じたら要注意だと思います。労働者が何も言わないからといって何もないわけではないと思います。

　その渦中にいると、それが異常だと感じることができないのかなと思います。カウンセリングで何ができるのかと。その時点で、私の前に現れたら、体のサインについて話をしていくとは思います。最終的にそういう自分を受け入れてみることを伝えたと思います。自分がおかしくなったから治していくではなく、藤野さんがやったように、それまでのことの振り返りをやったかなと思います。

労働組合役員の立場から　　耳原病院労組　中島　昌明

　私は従業員が1,000人くらいの病院の労働組合の専従をしています。そこでメンタル不調の方の職場復帰ができるまで面談をさせてもらう役を担っていました。まず、菜々美さん本人がこれだけの聞き取りをされるというのは、大変なことだろうと思います。今現在、無事にここにいてくださることが本当によかったなと思います。

　医療の世界には、「後医は名医」という言葉があります。当該の単組の方がそのときに対応しても難しいのだろうなと思います。その辺を差し引いて聞いていただきたいと思います。

　菜々美さんは19年も特殊性のある仕事をしています。私たちの職場は5年ごとに配置転換をしています。配置転換は若いときにしましょうと言ってます。年齢を重ねてからの配置転換は戸惑うことが多く、専門性の高い職種から変わるリスクを使用者は覚えておくべきです。

　女性の権利は、職場によって差があると思います。休暇をとる制度があっても、とってない人が多い。その上、子どもが3歳になるときと、小学校に入るときに制度的に支援が極端に減ってしまう。制度があっても使えるかどうかは職場の状況によります。子育て中はハイリスクです。菜々美さんの全体の経過をみせてもらうと、海上から火災に転換した時点で警戒すべきですよね。システムもできていないなかでは負荷が高くなると思います。

　胃がキリキリと痛むようであれば胃の検査をしてください。それは内科ですが、検査をして、なんもないとなれば、ストレスの影響が考えられます。ご飯は食べていますか、味はしていますか、睡眠どうですか、寝たという実感はありますか、などと聞きます。休めますかと聞かれて、「休めない」という人はやばい。精神科で食べてない、眠れていない、休めないと言えば休職の診断書は出るという話もあります。

　菜々美さんのケースは労働組合がキャッチできれば、問題にすると思います。まずは受診を勧めます。海上保険に戻られたときに、プライベートでいろいろとあったのに悪化せず、火災に戻ったら悪いというのは、そういうことなんだろうなと思います。

　家庭に支障が出ていたとすれば、お弁当づくりだとか今までできていたことができなくなったり、髪がぼさぼさだったりしていたかもしれません。職場長とか、産業保健師に相談する必要があります。私も職場で休めないと言う人には大変苦労しました。仕事と体調のことを切り離しましょうと言いましたが、そうはいかなかった。全体を通じて感じたのは、ご本人が組織の援助、上司の援助がないと感じているのは「イタいよね」と思います。

　私は労組の専従をする前に、総務課長をしていたことがあります。いろんなクレームや医療事故の訴えに対応していました。相談できる人やバックアップをもっていなかったので大変でした。

　おっしゃっているとおり、労使関係が難しくなっていて、やりようもなかったのかなと思います。負担の多さは数で表すことが困難で、労働時間くらいしか数量を示せるものがなく、説得するのは難しいのかなと思います。

　うちの労組だと、このケースは一度、仕事と切り離して考えることをお勧めするのかなと思います。いずれにしても、この場にいらっしゃることを本当によかったなと思います。

弁護士の立場から　　立野嘉英

　私は弁護士として、労災事件を重点的に取り扱っていまして、特に過労自殺をはじめとする精神障害の労災事件も比較的多く受任しております。

　上司とかに増員要求などされていて、それが実現することがなかった。では、どういった形で業務軽減を申し入れていくのが効果的なのか考えていました。労働組合がいいのか、労働基準監督署に言うのか。いずれにせよ、個人で訴えるには限界があるのかなと。仕事が過重であることを、主観ではなく、客観的なもの、労働時間の記録であるとか、案件の多さなどの記録で示しながら、労働組合などを通じて申し入れをするのが効果的なのかなと思いました。

　また、自身が体調を崩していても、その体調の悪さについて自覚がなかったり、体調をチェックする余裕がないなかでは、やはり難しいのかなと思います。

　健康の観点で気になったのは、うつ病について、加藤敏教授（自治医科大の精神医学者）が「職場結合性うつ病」というタイプのうつ病を指摘されています。うつ病というと、ぐったりして動けない、仕事も休みがちになるという「制止症状」が一般にイメージされがちですが、それだけではなく、不安感、焦燥感が前景に立つタイプのうつ病があり、臨床的にも多く指摘されています。

　職場結合性のうつ病は、仕事には休まずにいき、職場では目の前の課題を何としてでもこなそうとバリバリとがんばってしまう。このようなタイプのうつ病は、私も過労自殺事件やメンタルの労災事件をやっていると、本当に多いように思います。

　抑うつ症状や疲労感が前景に立たないので、家族、職場の同僚、本人ですらメンタル不調に気づきにくい。そうすると、想定される精神障害についても、ちょっと考え方を変えないといけないのかなと思います。このようなタイプのうつ病があること、また、発病状況（発病要因）があることをきちんと想定したうえで、メンタル不調をチェックし、メンタルヘルスの一次予防、二次予防を考え、またその労働者をサポートしていく必要があるのではないかと感じました。

精神科医師の立場から　　宇治おうばく病院　国本 昌善

　うつ状態の類型のひとつとして「職場結合性うつ病」が提唱されています。発病情況と臨床像をひとまとまりに捉える点で有用な概念だと思いますが、特異的な治療論が示されているわけではないようにも思います。特異的な治療技法は確立していないという前提で、治療を担当する立場で連想したことをお話したいと思います。

　最初に浮かんだのは、ワーカホリック、仕事中毒ではなかったか。仕事への依存、嗜癖としての仕事という側面はなかったかということです。

　依存・嗜癖というのは、3つの対象を持ちます。物質（たとえばアルコール）、行為（たとえばギャンブル）、対人関係（たとえば恋愛）です。仕事という行為にハマる（依存する）というのは、しかし、適応的な側面もあるため、取り扱いが難しくなります。

　依存・嗜癖という現象には、「否認」というこころの動きが関係している
といわれます。さまざまな問題にフタをしてしまい、まるで問題がないかの
ように振る舞ってしまう。アルコール依存では、このぐらいは普通でしょ
とか、仕事に穴を開けているわけじゃないし、なんていうふうにおっしゃる
ケースが多いのです。仕事中毒も同じで、じわじわと破綻に向かっているの
に、破綻に向かっている自己への気づきが、どこか上手く働かなくなってし
まっていたのではないか。そんなことを連想しました。

　また、アルコール依存には、病的飲酒を図らずも支えてしまうイネーブ
ラー（enabler）という人が存在していることが多いといわれます。仕事中
毒は、職場からすればある意味では好都合なわけで、無茶な働き方を応援す
る人（たとえば上司）や職場の影響があるのではないかとも連想しました。

　否認やイネーブラーのことを考えると、仕事にハマってしまっている人が
セルフチェックで問題に気づくことができるかというと、これは難しいで
しょう。労働時間なら、主観的な要素が入り込みにくいでしょうから、無茶
な働き方をチェックする材料になるでしょうが、労働時間以外のチェック項
目で自分の働き方が無茶かどうかを見極めるのは難しいと思います。

　仕事にハマってしまっている人、無茶な働き方をしている人に対して周囲
から声をかけてあげる。指摘されたほうも自分の働き方は拙いのかなと振
り返る。そういうことができる職場をつくっていかないと、セルフチェック
だけでは解決できない問題があるのではないでしょうか。

事例 3　飲食店勤務の羽村さんを 支えた専門家チーム

1 羽村さんとの出会い

1. 多くの人とのつながりが生んだ前向きな取り組み

　真面目に働いてきた労働者が心を病み動けなくなったとき、いったいどうすればいいのかと、途方に暮れてしまうことがあります。心を病んだ原因が仕事にあることを「許せない」と思い、「これは労災であるはず」と感じたとしても、何をしていいのかわからないのです。多くの人は思い悩み、何もできないままに「泣き寝入り」してしまうかもしれません。

　ここで紹介する羽村さんは、彼の主治医が「職場のメンタルヘルス事例研究会」とつながりがあったことから支援者と出会い、さらに弁護士ともつながり、労災申請、未払賃金請求、損害賠償請求の3つに取り組むことができました。羽村さんが常に発する「私たち夫婦だけでは、ここまでのことはできなかった」という言葉は、多くの人にあてはまるものだと思います。

2. はじまりは精神科医師からの電話

　2015年秋、「職場のメンタルヘルス事例研究会」の世話人である精神科医師から突然電話がかかってきました。「受け持っている患者が仕事

に行けなくなったが、退職しないと傷病手当金をもらえないと言っている」とのこと。このときは「傷病手当金は退職しなくてももらえます」と答え、「お困りのようでしたら、一度お会いしますよ」とだけ伝えました。しばらくしてから、精神科医師から「例の患者が相談したいと言っている」と連絡があり、実際に事務所に来てもらうことになりました。

　羽村央介さん（当時30代男性）が事務所に来たのは2016年1月。子どもが生まれて1ヵ月が経ち、少し落ち着いたから相談に来ることができたと言います。羽村さんは帽子を目深にかぶり、全身から暗い雰囲気が漂っていました。子どもが誕生した喜びよりも、深い闇の中にある感じでした。

　羽村さんの話は子どもの出産予定日の1週間前に退職強要を受けたことに終始しました。経緯を聞くと、「8月に出社できなくなり、すぐに退職を迫られたが、妻の出産が近いので辞められないと休職を求めた。ところが11月末、突然、専務が『休職期間の3ヵ月がすでに過ぎている。出産のときに健康保険証がないと困るだろう』と迫られたため退職した。その後、12月に妻が出産した」と話します。そして、労災申請を希望しました。

　労災を申請するには、何があったのかを確認しなければならず、まずはこれまでの経緯を整理することにしました。その後、羽村さんには月1回程度事務所に来てもらい、いろいろと話を聞きました。聞き取りには、そのころ大阪労災職業病対策連絡会（職対連）の役員になっていた菜々美さん（事例2）と大学院生の志水さんにも同席してもらいました。

2 病に倒れてから退職に至るまでの道のり

　数回の聞き取りを経て、羽村さんのこれまでを整理しました。ここで羽村さん自身の言葉で、それまでの経緯を振り返っていきたいと思います。

1. 成功を信じて働いてきた日々

　私が入社したのは20歳のころ。専門学校を卒業し、フリーターをしていました。いくつかのアルバイトを経て、たどり着いたのが「和食レストラン　まいど」。それまでは警備員など、不規則な仕事が多く、昼間の普通の仕事をしようと思って探した職場でした。

　当時は「こういうことがしたい」という強い思いはありませんでした。そんな私にとって、「まいど」の1号店のオープニングスタッフとして、すべてイチから立ち上げる経験は大きな糧になりました。1号店は和食レストランで、昼はランチ、夜はお酒も飲めて家族連れでも来店できる店でした。社長もアルバイトに混じって店に立ち働いていました。仕事が終われば、アルバイトを連れて飲みに行き、「将来はもっといろんな業態を展開したい。そのためには、みんなの力が必要だ」と夢を語ってくれました。アルバイトと一緒に会社を大きくしたいという思いが伝わってきました。

　社長はお客さんともよくコミュニケーションを取り、常連さんと親しく接していました。そして、アルバイトにもここぞというときに励ましてくれる、頼れる大人でもありました。そういう社長のもとで働くことで、次第に私自身の夢も広がっていきました。

　1号店をオープンして半年ほどして、2号店、3号店を開店することになりました。そのころには、社長を見本にして「こういう店を作りた

い」という考えを持つようになりました。そんな折、2号店の店長に抜擢され、同時に正社員にもしてもらいました。社長に認められたことがうれしく、これからがんばっていこうとますます意欲が高まりました。

　新家さんが、3号店の店長として入社したのは、ちょうどそのころのことでした。元々社長の知り合いで、その後、社長の片腕として専務になる人です。新家専務はどちらかというと「効率」を重視する人で、最初から私とはそりが合わない印象でした。

　私は2号店の店長を任されてからは、仕事のしやすい動線を考えたり、社長の姿を思い描きながら常連さんをつなぎ止めるよう工夫しました。当初、「早く店長としてしっかりしなければ」という焦りから、アルバイトに声を荒げたこともありました。しかし、働き始めたころの経験から、それではうまくいかないことに気づき、アルバイトへの声かけを丁寧にするようにしました。そして、がんばればがんばっただけ売上も安定し、その様子を見た社長は「任せてよかった」と満足そうな声をかけてくれました。

　その後、再び1号店で店長をすることになりましたが、半年ほどしたころ、突然、1号店を業態変更して「焼肉屋」にすると言われました。しかし、いきなりの焼肉屋だったため、それまでの経験を何も活かせず、半年ほどで閉店。代わって「本格居酒屋」をやると社長に告げられました。「新しい業態へのチャレンジに力を貸してくれ」という社長の言葉を受けて、今度こそ成功させようと思いました。

2. 翻弄される日々と2度の体調悪化

　本格居酒屋となれば、やはり従来と違うやり方を模索しなければなりません。お酒についてイチから勉強したり、新たなメニューを考えたりしました。いきなり人を雇えば採算が取れないため、一人で店を回すなど苦しい状況が続きました。寝る間も惜しんで店の運営を考える毎日で

した。

　ある日、睡眠不足のまま仕込みをしていたら、過呼吸を起こし救急車で運ばれることがありました。これが大きく体調を崩した1回目です。病院では「ストレスがかかっているのではないですか」と言われました。

　そんな状態なのに、専務になっていた新家さんから「どうして売上が上がらないんだ。もっと効率化して、メニューの工夫をしろ」などと責め立てられました。倒れるほど努力していることへの配慮はありません。しかも、責め立てるだけで、具体的な提案はほとんどありませんでした。結局、2年ほどがんばったものの、売上は上がらず、再び閉店することになりました。社長は労いの言葉をかけてくれましたが、新家専務は「閉店したのはお前の努力が足りないからだ」という態度でした。

　1号店を閉店した後の専務からの指示は「買収した兵庫県のファミリーレストランを軌道に乗せたいので、テコ入れに行ってほしい」というものでした。1号店で責め立てられ、遠方で転居しなければならず、躊躇したのですが、最後は社長からの「頼む」という言葉に背中を押されました。

　配属された兵庫県の店には、すでに店長がいました。私の立場は、はっきりしません。また、これまで携わった店と異なり、店長にやる気は見えず、アルバイトの雰囲気も良くありませんでした。それでもなんとか店を立て直すために、店長を立てながら、アルバイトのやる気を引き出そうと、常連さんとの付き合い方など私の経験を伝えました。しかし、中途半端な立場では、大きな変化をもたらすこともできず、次第に追い詰められていきました。

　その上、ときどき来店する専務から「もっと効率化できないのか」「経費がかかりすぎている」などとたたみかけられ、ますます追い詰められました。1年ほどがんばりましたが、ついには出勤するのが苦しくなり、

休職を要するという診断書を書いてもらいました。これが大きく体調を崩した2回目です。

　診断書を持って本社に出向き、申し訳ない気持ちで社長と専務に体調不良を説明したところ、社長は「何も心配しなくていいから。何も考えなくていいからゆっくり休め」と言います。しかし、それに続いて専務から「出勤できないなら、辞めてもらうしかない。退職しなければ休業手当、つまり傷病手当金も出ない」と説明され、言われるがまま退職することになりました。

　退職後、傷病手当金を申請。実家に戻り、療養に専念しましたが、何もできない日々が続きました。たまに働いていたころの同期から連絡があるくらいで、人と会うこともできない状態でした。

　そんな折、社長から電話がかかってきました。「訴えられて困っている。協力してほしい」とのことでした。体調はあまりよくなかったのですが、社長から直接声をかけられたこともあり、とりあえず会うことにしました。

　話を聞くと、かつて働いていたアルバイトから雇用関係で訴えられていて、その反論のために当時のことを証言してくれる人を探してほしいということでした。そこで、当時のことを知っている退職したアルバイトや元同僚の連絡先を探し、集まってもらうよう手配しました。また、社長の力になれるのであればと思い、署名に協力もしました。訴えられている内容を知らないままに協力することになりましたが、そのときは社長に感謝され、「これでよかったんだ」と思いました。

3. 病からの復帰と取り戻した充実の日々

　傷病手当金の1年半が終わり、その後、雇用保険も受給して、ようやく回復の兆しが見えてきたころのことです。同僚から「調子はどう」と連絡がありました。そろそろ仕事に戻りたいと伝えると、「じゃあ社長に

聞いてみるよ」と言ってくれました。

　後日、専務から会社に来るように連絡があり、「もう大丈夫」という気持ちがあったので、面談に出向きました。「社長が戻ってこいと言っている。アルバイトからだな」と言うので、「いや、正社員でもいいですよと」と希望しましたが、「まだ病気だからな」と一蹴されました。

　出勤するまで多少の不安はあったものの、実際に店に立ってみると、自然に体が動きました。自分でも驚くほど動けたので、これならやっていけると思いました。社長からも「やっと戻ってきたか。待ってたぞ」と声をもらい、その一言に「もう一度ここでがんばってみよう」と奮い立ちました。すぐに以前のようにシフトに入り、周囲との関係も思っていた以上に円滑になり、気づいたら正社員に戻っていました。

　復帰して3ヵ月ほど経ったとき、社長から「2号店があまりいい状態ではない。もう一度、店長としてやってもらえないだろうか」と相談がありました。自分が立ち上げた店でもあり、経験もあるので、断る理由はありません。二つ返事で引き受けましたが、それが先々、3度目の体調悪化につながっていきます。

　そのころの2号店は、かつて私がアルバイトとして採用した後輩が切り盛りをしており、確かにうまく回っていないようでした。そこで、その後輩とどのように店を作っていくかを話し合い、一緒に立て直しを図ることにしました。導線の見直しやアルバイトの教育など、立ち上げたころを思い出しながら少しずつ改善に取り組んだ結果、明らかに成果が出始めました。アルバイトの動きが変わり、店の雰囲気も良くなり、売上も伸びていったのです。私はかつての自信を取り戻しました。妻と出会い、交際をスタートさせたのもこのころで、プライベートも充実していきました。ほんの数年前まで、家から出られないくらいだったことが嘘のような日々でした。この成果を社長は評価してくれました。交際していた彼女との結婚も決まり、順風満帆な日々でした。

　ところが、2号店の近くに大手飲食チェーンの開店が決まったことで、状況が大きく悪化することが予想されました。これまで大手飲食チェーンが近くに開店した店は、急激に売上を落とし、閉店に追い込まれました。2号店が立ち行かなくなるのも時間の問題です。専務は「これからどうするつもりだ。まだがんばって続けてもいいぞ」と言います。しかし、かつて業績が落ちて閉店に追いやられたときも、何ら手を差し伸べてくれなかっただけに、専務の「がんばっていいぞ」は信じられません。「無理に続けないほうがいいと思います」と専務に伝え、2号店は閉店することになりました。私自身は再び別の店に異動です。

　この異動と結婚が同じタイミングとなり、さらに妻の妊娠も判明しました。2号店の閉店は非常に残念でしたが、次の店でがんばろうという気持ちは十分にありました。

4. 理不尽な仕打ちと3度目の体調悪化

　次の店は、後輩の加藤が店長候補として働いていました。そして、エリアマネージャーの井上がよく出入りしていました。実態は井上が仕切り、その下に加藤がついているという体制です。また、和食レストランでしたが、客前でのパフォーマンスに力を入れていました。私はパフォーマンスの経験はなかったので、井上や加藤の指導を仰ぐことになりますが、がんばっていこうという気持ちに変わりはありませんでした。

　異動2日目、突然、社長が店にやってきて、私の結婚と子どものできることをとても喜んでくれました。「結婚したそうだな。おめでとう」。お祝いの言葉は私の心に染み入りました。

　その数日後のことです。覚えたばかりのパフォーマンスを客前で披露していたところ、エリアマネージャーの井上が突然、「そんなん違う。どけ」と割り込んできて、私からパフォーマンスを取り上げたのです。

しかたがないので場所を譲り、私は横で井上のパフォーマンスを見ることになりました。しかし、どこがどう違うのか、いっこうにわかりません。私は一生懸命、メモを取りました。ところが、今度は「何、メモとってんだよ。頭で覚えろ」と言います。今から思えば、完全に理不尽なパワーハラスメントです。

このことがあってから、井上は何かにつけて私のやることに文句をつけるようになりました。でも、毎回、何が悪いのかはよくわかりません。加藤は注意されないのに、私がやると怒鳴られる。なんとかうまくやろうと、井上の動作を動画で撮って見直したこともあります。どうにもわからないので質問すると、「そんなこともわからないのか」と怒鳴り返されました。

とにかく何をやっても注意される、怒鳴られる。しかも、理由がわからない。これが３ヵ月続き、ついに耐えられなくなって出社できなくなりました。３度目の体調悪化です。以前から受診している病院で診断書を書いてもらい、専務に休職を申し出ましたが、以前と同じように「じゃあ、退職だな」と言われました。しかし、今回は子どもが生まれる直前で、退職するわけにはいきません。「店を変えてもらえたら働けると思うので、異動させてください」と訴えましたが、「それは無理だ」と突き放されました。

専務ではらちが明かないため、社長に直接、診断書を付けて休ませてほしいと手紙を出しました。すると専務から「休職したいってか？　しかたないから休んだらいい」と乱暴な電話がかかってきました。「休職手当の手続きは」と聞くと「勝手にしたらいい」と、取り合ってくれません。やむなく役所に行って書類をもらい、会社に送って手続きしてもらうことで、なんとか傷病手当金をもらうことができました。

5. 退職を迫られる

　早く復帰しなければという思いと、異動できないならばどうすればいいのかという不安に駆られながら、とりあえずは療養を優先して過ごしました。そして、休み始めて4ヵ月したころの11月末、専務から電話がありました。「うちの会社の休職期間は3ヵ月だ。すでに経過しているので退職してもらうしかない。もうすぐ子どもが生まれるんだから、退職の手続き中に健康保険証がなくなるのは困るだろう。今すぐ退職したほうがいいのではないか」と言います。突然のことで戸惑っているうちに、電話は切られてしまいました。

　妻が専務に電話をかけなおし、有給休暇を使わせてほしいと訴えましたが、「やめてもらうしかない」と言われただけに終わりました。電話があったのが金曜日の夜。役所や病院の主治医に相談する時間もありません。出産予定日はちょうど1週間後で、言われるままにするしかないのかと思い、自ら退職届を書いて郵送しました。会社からは「健康保険証は返送してください」と連絡があったので、返送したのですが、このままでは出産時に無保険となります。大急ぎで手続きを進めて、国民健康保険に加入。あわただしいなかで長男が無事に産まれました。しかし、無職となり、この先どうすればいいのか。困り果てた私は主治医に相談。職対連の藤野さん（筆者のこと）を紹介され、事務所を訪問したのでした。

3 闘いの日々

1. 労災申請を目指して

　ここまで、相談に来た経緯を羽村さん自身の言葉で振り返りました。このあと、労災申請、未払賃金請求、損害賠償請求の3つに取り組むこ

とになります。それを順に追っていきましょう。

　相談に来て最初にしたことは、羽村さんの複雑な思いを聞き取ることでした。「創業当時からやってきたのに、結局、使い捨てのようにされて、散々な思いをさせられた。給料がすごくいいわけでもなかったけれど、抜け出すことができなかった」と羽村さんは言います。一方で社長に対しては「創業当時から一緒にやってきて、熱いものをもっている人です。熱心にコミュニケーションをとってくれました。嫌なことも言われたけれど、それも仕事のためだと思っています」と振り返ります。

　社長に対する思いは、否定的ではありません。それでも直前の退職強要については繰り返し語り、よほど悔しい思いをしたのだろうと推測できました。そして「労災申請したい」という意思をはっきり表明しました。ただ、1回目の発病からの長い年月が経過しており、羽村さんの体調も十分ではなかったため、まずは事実関係の整理をしながら、今後のことを話し合っていくことにしました。

　最初に話を聞いたときから、第一子出産直前に新家専務から退職を強要されたことに強く憤っていると感じましたが、それだけを取り出して訴えることは難しいことでした。「言った、言わない」の水掛け論になるからです。また、労災申請では退職強要について問えないものでした。労災はあくまでも「発病まで」を評価するものであり、新家専務による退職強要は明らかに「発病後」の出来事です。羽村さんは、退職強要も労災になるという認識があったようですが、労災では退職強要を主張できないと説明しながら、事実関係と問題点を整理して労災申請へと進めていきました。

①長時間労働の問題

　長時間労働については、羽村さん自身もあまり認識していないほどの「常態化」したものでした。当初、羽村さんに「所定労働時間は何時から

何時までですか？」と聞いたところ、「朝の11時から夜の11時」という答えが返ってきました。「それはおかしいですよ。それでは所定労働時間が12時間になってしまいます」と説明しても、たいへん不思議そうな顔をしました。

　飲食業界ではそれが当たり前だと思っていたのでしょうか。朝の仕込みの時間から出社し、閉店後の片づけが終わるまでを労働時間だと認識していたようです。この時点では就業規則が手元になかったため、具体的な規定はわかりませんでしたが、少なくとも「それは普通ではない」ことを伝えました。

　しかも、11時から11時と言いながら、実際の労働時間は朝の8時くらいから出社し、夜中の0時くらいに退社することもたびたびあったようです。店によって異なりましたが、1日12時間以上働くことが当たり前の世界だったのです。まさに「過労死ライン」を超過した働き方でした。羽村さんは指摘されてはじめて、おかしい働き方であることが徐々にわかってきたようでした。

　一方で、羽村さんは創業メンバーのなかで最初に正社員に登用されており、社長から厚く信頼されていました。最初に店長を任され、将来、会社をどうしたいかといった夢を社長から聞いており、会社が大きくなることこそ、自分自身の成長にもつながるという強い気持ちを持っていました。それだけに任された店をより良くし、売上を伸ばすために多少の無理は当然のことでした。

　そのような働き方を10代から続けてきていたので、異常さに気づくことも実感することもできず、辞めるという発想も生まれなかったものと思われます。「なんとなく入社し、ずるずると働き続けていたことに気づきました。入社当時は意欲や向上心もあり、自分なりに勉強もしていましたが、体調が悪くなってからは、やらされている感があったように思う」という発言も出るようになりました。

②退職を余儀なくされた過去

　最初の休職の際、「退職しないと傷病手当金は出せない」と言われたことも、通常ではおかしいことだと指摘しました。そのときは出社できないほどしんどく、羽村さんは退職を受け入れましたが、そのことからもまともな対応をしない会社であることがうかがえました。

　また、なんのビジョンもなく新規の事業を丸投げされたり、遠方の店に異動させられたことも、真面目に働く労働者に対する「ひどい仕打ち」とも思えました。聞き取る一つひとつの出来事が許せないことでした。

③発病日の特定

　労災申請に向けて聞き取りを進めるなかで、かなり難しい問題がありました。

　羽村さんは、過去に体調を崩したことが2度ありました。1回目が就職して数年後に過呼吸で受診。ストレスが原因と指摘され、その後は定期的に通院していたそうです。兵庫県の店に異動して通院できなくなり、しばらく中断していましたが、2回目の体調悪化で出社できなくなったことをきっかけに通院を再開し、長い療養生活を送っています。職場復帰してからは急速な回復が見られていましたが、万が一に備えて、ときどき受診していました。このころは、アルバイトから再び正社員になり、店長として成果もあげ、健康状態は良好でした。さらに結婚して新しい家庭を持つまでになっています。ひどい会社なのに何度も復活して活躍する羽村さんの底力を感じますが、それが逆にどの部分を労災として訴えるのかを非常に難しくしていました。

　争点の一つは「発病」の時期をいつにするかです。羽村さんをめぐる経緯を時系列で整理すると、次の3つの発病時期が考えられました。

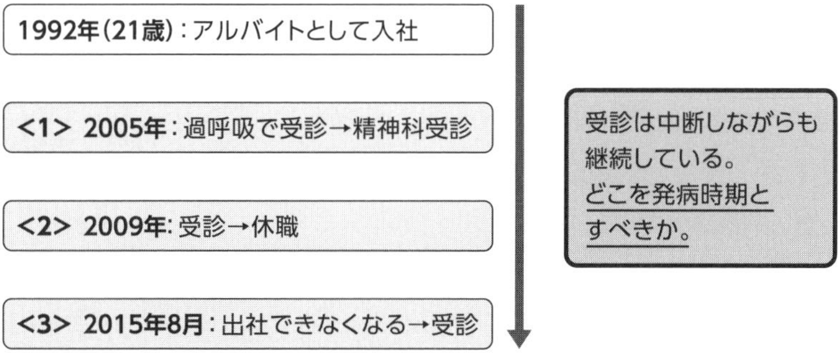

1992年(21歳)：アルバイトとして入社
<1> 2005年：過呼吸で受診→精神科受診
<2> 2009年：受診→休職
<3> 2015年8月：出社できなくなる→受診

受診は中断しながらも継続している。
どこを発病時期とすべきか。

図1　発病時期はいつか？

＜１＞初期の過呼吸

＜２＞他県の店勤務後（休業のきっかけ）

＜３＞退職直前の店でのパワーハラスメント

　通常、労災では最初の発病を発病時期と考えることが多いのですが、羽村さんのケースは経過が長く、発病時期を簡単に決められませんでした。

　この段階で、労災に詳しい「職場のメンタルヘルス事例研究会」の弁護士に相談を持ちかけました。実は労災に詳しい弁護士は多くはなく、日頃から研究会で議論を重ね、いくつも事件を担当していたからこそ相談にのってもらえる存在でした。また、弁護士が羽村さんの主治医とも面識があり、多面的な意見交換ができたことも功を奏しました。支援者である筆者や菜々美さん、志水さん、労災に強い弁護士、主治医の専門家チームができたことが、羽村さんを強力にサポートし、望ましい解決を導くことができた大きな要因の一つだと考えられます。

　労災の認定の考え方も少しずつ変化しています。かつては「発病」以降は「病気」だととらえられ、最初の発病を「発病時期」とするのが一般的でした。ところが、このころになると「発病」以降、ある程度の社会

生活を送っている場合は「寛解」だととらえることが多くなっていました。「寛解」とは見かけ上、病気が消滅して正常な機能に戻っているが、再発の可能性を否定できない状態のことをいいます。

　羽村さんの場合、退職までに2度、体調悪化と休職がありましたが、それぞれ通常勤務に復帰していることから「寛解」も考えられました。そこで主治医、弁護士、支援者である筆者の3人で検討し、＜1＞と＜2＞のあとは「寛解」であるとし、＜3＞を発病時期として労災申請することにしました。

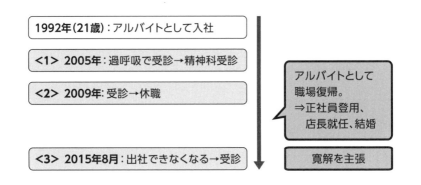

図2　発病時期を特定

④主張すべき出来事

　発病時期を特定した次は、どのような出来事を主張するかを考える必要がありました。羽村さんの場合、常に過労死ラインを超える労働時間が認められたのですが、それは十数年にもわたって行われ、あまりにも常態化していました。労災の認定では、発病するほどの出来事が発病前にあることが重視されます。そのため、長時間労働が常態化している場合、「発病前の出来事」の主張としては弱いと思われました。また、精神障害の認定基準では、労働時間単独で認定を取るためには120時間以上

が必要となります。しかし、最後の店で倒れたときのタイムカードを確認したところ、100時間を超える時間外労働は確認できましたが、120時間を超えるほどではなく、それだけでは出来事として弱いと言わざるを得ないものでした。

したがって、労災申請には、労働時間以外の出来事の主張が必要でした。そこで、羽村さん自身が主張する最後の店のパワーハラスメント、「ひどいいじめ・嫌がらせ」を主張することにしました。しかし、「ひどいいじめ・嫌がらせ」は、「言った、言わない」に陥りやすく、認定の可能性は決して高いものではありません。それでも、本人の強い主張を尊重することは大事なことでした。

自己意見書では、入社当初からの出来事をまとめ、長時間労働の問題を指摘しながらも、最後の発病の原因は「ひどいいじめ・嫌がらせ」としてまとめました。

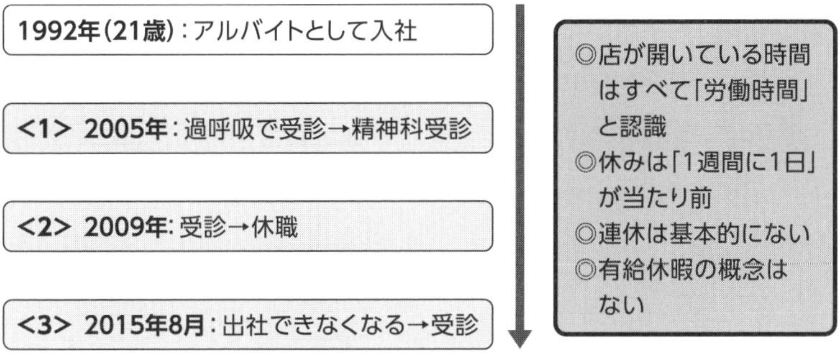

1992年(21歳)：アルバイトとして入社

<1> 2005年：過呼吸で受診→精神科受診

<2> 2009年：受診→休職

<3> 2015年8月：出社できなくなる→受診

◎店が開いている時間はすべて「労働時間」と認識
◎休みは「1週間に1日」が当たり前
◎連休は基本的にない
◎有給休暇の概念はない

図3　実はずーっと長時間労働

⑤労災申請

2016年8月、労災の自己意見書作成に関わってきた菜々美さん、志水さんとともに、労働基準監督署に出向き、労災申請を行いました。労災

申請は郵送でもできますが、申請後、聞き取りも行われるため、監督署の
ことを知り、慣れてもらうために、羽村さんにも同行してもらいました。

待ち合わせに現れた羽村さんは、いつも以上に緊張した表情でした
が、筆者たち3人の顔を見てホッとした様子も見られました。労災補償
課を訪ね、特に問題なく書類が受理され、監督署を後にした羽村さんは
ぐったりしていました。そして、「一人ではここまでくることはできな
かった」と何度も感謝の言葉を繰り返しました。

労災申請はいったん不支給決定の通知が届きましたが、その後の審査
請求で認定されました。その経緯は、次の未払賃金請求訴訟とも関係す
るので、そこで述べます（p.84）。

2. 未払賃金請求訴訟

①固定残業代

労災申請の準備をするなかで、羽村さんのタイムカードや給与明細を
確認しました。そこで気づいたことは、給与の支払額が毎月まったく同
じであったことです。時間外労働が常にあるのに、同じ支給額というの
は不自然です。給与明細をよく見ると「見込残業手当」「見込公休出勤」
の項目で毎月一律の金額が支払われていました。これらの項目の意味は
就業規則に定められているはずで、いわゆる「固定残業代」の扱いをさ
れていると思われました。しかし、羽村さんはこの時点で就業規則の存
在さえ知りません。羽村さんによると、店長手当などの役職手当が、い
つのころからか「見込残業手当」「見込公休出勤」に置き替わったとの
ことでした。

そこで、労働基準監督署に就業規則の閲覧を申請。「見込残業手当」「見
込公休出勤」の記載があることを確認しました。タイムカードをもと
に計算してみると、手当額を超える時間外労働があることが判明したた
め、未払賃金請求を検討することになりました。

　労災申請の段階までは弁護士に頼らずに進めていましたが、未払い賃金請求については、前述した「職場のメンタルヘルス事例研究会」の弁護士に依頼することを決めました。内容証明で会社に支払いの意思があるかを確認した後、未払賃金請求訴訟を提訴しました。弁護士にはその後の労災の審査請求や損害賠償の代理人としても協力してもらいました。

　タイムカードに基づく計算では、未払いは約30万円でしたが、弁護士は「固定残業代自体、労働者の合意を経ておらず、不利益変更であり無効である」との見解を示しました。定額の時間外賃金を支払う場合でも労働時間管理を行い、不足する時間外賃金の支払いが必要だということです。タイムカードは存在するものの、時間外賃金の支払い計算が行われていない杜撰な実態が明らかになり、当初考えていた金額よりも多額の請求を行うことになりました。

②筆者たちを信じる力の強さ

　未払賃金の提訴を決めた段階で、裁判では何をするのか、労災申請とは何が違うのかなど、羽村さんに基本的なことを学んでもらいました。羽村さんは裁判のことを理解し、提訴の意思を示したものの、会社側から提出される書面を見ることに大きな不安を感じていました。

　本来であれば、原告である羽村さんはすべての書面に目を通すことが基本です。しかし、弁護士と相談し、羽村さんには必要最低限の書面の確認だけをしてもらうことで裁判に臨むことにしました。羽村さんは、すべての書類に目を通さなくても、弁護士をはじめとする筆者たち支援チームを「信頼しています」と言い、その姿勢を崩すことはありませんでした。

　未払賃金請求訴訟では、会社側は法的な理解が十分ではなく、かつ、時間管理に対する認識の低さが明らかになっていきました。

　一方で、会社側は真面目に働いていた羽村さんに対して、あたかも「仕事をしていない」「就業時間中に私的な行いをしている」といった人物像を作り上げ、在職していたアルバイトや社員のありもしない内容の陳述書を提出してきました。本当にそう思って書いているのか、あるいは書かされたのかがはっきりしないものもありました。明らかに裁判の争点からずれる内容ばかりで、羽村さんにダメージを与えることをねらったものと思われました。なかには羽村さんと親しくしていた社員の書いた、まったく事実と異なる陳述書もありました。羽村さんは深く傷ついている様子でした。

　羽村さんは、自分もかつて社長から訴訟を手伝ってほしいと頼まれ、同僚やアルバイトに協力を仰いだときのことを口にするようになりました。どのような訴訟だったか、自分が何を協力したのか、記憶ははっきりしないものの、社長から頼まれて協力したことが蘇ってきたようでした。社長に誠実であろうとしたことが、もしかしたら誰かを傷つけていたのかもしれない。そのことに気づき、苦しんでいるようにも見えました。この苦しみを乗り越えるためにも、裁判で正しい主張を続けることが重要でした。

③不支給決定からの逆転認定

　未払賃金請求の裁判の最中、2017年9月、労働基準監督署から労災の不支給決定の通知が届きました。

　不支給の理由は、パワーハラスメントが認められないことでした。その一方、労働時間は長時間であることが認められていました。その内容を見る限り、審査請求を行えば、認定の可能性は低くないと思われました。

　労災では、監督署での不支給決定に対して、労働者災害補償保険審査官に審査請求を行うことができ、さらに不支給となった場合は労働保険

審査会へ再審査請求ができます。そこでも不支給決定となった場合は、処分取り消しを求めて行政訴訟を行うことができます。

　この件は、まず審査請求できることを羽村さんに説明しましたが、会社に物申したことに納得できたのか、あるいは、できることを十分にやったという思いからか、不支給決定を受け入れ、審査請求はしなくていいという気持ちに傾いていました。しかし、筆者たちは、未払賃金の裁判中であることと、審査請求をせずに労災を断念すれば、今後、損害賠償を求める裁判をすることになった場合、不利になる可能性があることを説明しました。そうした説明を受けて、羽村さんは労災の審査請求を決意しました。

　そして、未払賃金訴訟の代理人であった弁護士に依頼し、監督署の調査で明らかになった労働時間をもとに、時間外労働の「急増」に焦点を当てた審査請求を行いました。羽村さんの主な主張はパワハラでしたが、未払賃金訴訟で明らかになった労働時間の実態から、新たな主張を補強することができました。

　その結果、2018年5月に審査請求で労災の支給が決定しました。発病は業務上であるということが認められたのです。審査請求で改めて主張した「発病前1ヵ月115時間、発病前2ヵ月104時間、発病前3ヵ月36時間」という点、つまり「発病前2ヵ月と3ヵ月で労働時間が増加し、時間外労働時間数が2倍以上」という点から認定されています。

　逆転認定されたことは、羽村さんの大きな自信にもつながり、平行して進めていた未払賃金訴訟に影響を与えました。それまでは証人尋問への抵抗が強くあった羽村さんでしたが、「中途半端な解決はしたくない」という意思と「証人尋問をしてでも判決にこだわりたい」という強い気持ちを口にするようになったのです。労災が認められたことは大きな自信につながったようでした。

　2019年2月、裁判所からの和解提案に会社が合意する形で和解成立となりました。請求金額に近い和解でした。

3. 損害賠償請求訴訟

　そもそも羽村さんは、会社に対して「使い捨てにされて、散々な思い
をさせられた」ことを訴えていました。しかし、当初は「言った、言わな
い」の水掛け論となることから、損害賠償請求訴訟は難しいものでした。
ところが労災が認められたことで「会社の責任」について訴える道が開
かれました。未払賃金訴訟の和解成立後、準備を進め、2019年7月に損
害賠償訴訟を提訴。配置転換に伴う仕事量の増加、その後の恒常的な長
時間労働などにより心理的負荷を過度に蓄積させた結果、うつ病を発病
したこと、それに加えて、休業中に専務からの不当な退職勧奨（強要）を
受けて、退職を余儀なくされたことについて提訴しました。

　このころには、羽村さんの気持ちも安定してきました。初めて相談に
来たときとは大きく変わり、裁判に向き合う姿は凛々しくもありまし
た。未払賃金請求のときは見ることができなかった書面も、徐々に確認
できるようになりました。それでも、思いもよらない内容にショックを
受けることもあり、最初はできるだけ支援者と一緒に見るようにするな
どの工夫もしました。

　損害賠償請求訴訟は、労災認定され、時間外労働も和解で認められて
いることから、有利な状態でスタートしました。会社側は自らの責任を
逃れるために、労災で羽村さんが仕事のできない人だと主張していたこ
とから一転、仕事はできていたのだから問題はなかったと主張を変遷さ
せました。また、途中、裁判所からの和解が提案もありましたが、会社側
が応じる姿勢がみられず、提示された和解内容も低いものであることか
ら和解は成立しませんでした。

　さらに、羽村さんの心情を揺さぶるためか、再びかつての同僚やアル
バイトの陳述書を数多く提出してきました。そこには事実とは異なるこ
とが記載されており、羽村さんはさまざまな角度から反論しました。未
払賃金訴訟のときとは異なり、真面目に働いてきたことを自ら立証して

いきました。

　陳述書には、原告である羽村さんを人物批判するような内容もありました。こういうケースでは、原告を孤立させず、複数の立場の人が関わることが非常に大事です。羽村さんのケースでも、菜々美さん、志水さんたち支援者がサポートしたことがよかったと思います。精神的なフォローは弁護士だけでは十分にできません。ここでもチームの良さが発揮されました。

　また、羽村さんの気持ちが安定してからは、よく似たケースの裁判の傍聴に誘ったこともあります。同じような問題を抱える人が弁護士と一緒に闘っている姿を見て、励まされたようでした。

①証人尋問

　未払賃金請求のときには羽村さん自身の証人尋問は回避しましたが、今回は、主治医、弁護士、支援者、そして羽村さん本人とも話し合いを重ね、応じることを決意しました。羽村さんは、証人尋問に応じることにしたものの、期日が近づくにつれて緊張感や不安感が増していったようです。しかし、弁護士、支援者との打ち合わせを重ねることで、落ち着きを取り戻しました。

　原告側の証人は羽村さんと彼の妻でした。証人尋問当日は、職対連の患者に傍聴の支援を呼びかけ、多くの人が駆けつけてくれました。コロナ禍で座席数が限られるなか、羽村さんの尋問を見守りました。

　数日前まで、緊張のため眠れないと言っていた羽村さんは、当日はしっかり睡眠をとり、冷静な表情で裁判所を訪れ、被告側の尋問のすべてを凝視していました。出産間際の退職強要について、いつもは明るい羽村さんの妻が声を震わせて証言をしていました。筆者は初回相談から羽村さん夫妻と付き合ってきましたが、この退職強要こそ、2人が最も訴えたいことであったのではないかと感じました。

　証人尋問での羽村さんは、かつて裁判の書面にまともに目を通すこともできなかったことが嘘のように、しっかりと受け答えをしていました。終了後、「もう終わりなのか」「もっと聞いてほしかった」と言うほど、羽村さんは冷静でした。

　証人尋問終了後、傍聴参加された方と交流の時間をとり、それぞれ感想を述べてもらいました。最後に羽村さん自身が発言するときには、声が震え涙する姿がありました。羽村さん夫妻にとって、初めての子どもの誕生の直前に、理不尽な攻撃をされたことは許し難いことであり、そのことを訴えたい思いに満ちていたのでしょう。労災申請、未払賃金訴訟、そして損害賠償請求訴訟を経て、ようやく訴え切ることができ、感無量だったに違いありません。この訴訟が羽村さん一人の闘いではなく、夫婦による闘いだったことを実感した瞬間でもありました。

②判決を迎えて

　2022年4月に被告に損害賠償を支払うことを認めた判決が出ました。

　判決を前に羽村さんは「未だに体調不良や不安は大きい」としながらも、「証人尋問を終えてからは、裁判の内容を横に置けるようになってきた」という発言がありました。初回相談のときの不安に満ちた様子から考えると、表情にも力強さが増して別人のようです。

　また、折に触れて「私たち夫婦だけではここまでくることはできなかった」と言います。打ち合わせのときに、支援者である菜々美さん、志水さんが同席したことは羽村さんの大きな支えとなっていたようです。証人尋問の際に、同じようにハラスメントの被害を受けた患者が傍聴に駆けつけたことも心の支えになったのかもしれません。

　即日控訴された裁判は高等裁判所での審議が行われました。最終的には会社側が一定の金額を支払うことで和解が成立しました。羽村さんが会社を相手に進めてきた闘いは終結しました。

　ここからが、羽村さん夫妻の第二の人生をスタートです。

4 闘いを振り返って

1. 経済的な問題について

　初回相談は第1子誕生の1ヵ月後で、当初から経済的な不安は大きく、当面は傷病手当金を頼るとともに、出産後の妻がパートで収入を得ていました。しかし、傷病手当金終了に労災認定は間に合わず、生活費の問題が生じました。幼児を育てていることもあり、経済的なサポートは大きな課題となっていました。労災認定と訴訟を続けるには、経済的な保障が必要です。支援者、弁護士、さらには病院のソーシャルワーカーが協議を重ねながら、雇用保険（求職者給付）の受給、障害年金の申請などを行いました。

　その後、労災の審査請求によって労災が認定され、障害年金の受給も決定したことから、最低限の生活の保障を獲得できました。労災保険の給付が始まると、すでに受給していた雇用保険と二重給付となるため、羽村さん自身が雇用保険の返還手続きを行いました。

　なお、病院のソーシャルワーカーと連携するなかで、精神科病院では労災申請を取り扱う機会があまりないことがわかってきました。ソーシャルワーカーは社会保障関係の手続きは行うことはあっても、労災申請に関わることは少ないのです。そこで、この機会に精神科病院のソーシャルワーカーや医師に労災について知ってもらうために学習会を開催しました。これは今までにない試みとなりました。

2. 羽村さんの思いとは

　これまで羽村さんが何を話し、語ってきたのか。7年近くなる記録を改めて振り返ってみました。労災申請や訴訟はそのときのポイントや争点にあわせた形で話を聞いてきました。改めて羽村さんが訴えてきたことは何かを考えてみます。

①社長、そして会社への思い

　羽村さんは創業当時のアルバイトからキャリアをスタートさせました。当時は社長と肩を並べて働いたことを何度も語ってくれています。会社は社長が立ち上げており、当初は社長も現場に立っていました。社長の発言は「筋が通って」いて、お客さんを大事にすること、注文を受けたらすぐに対応することを厳しく注意していました。厳しい人でも言っていることに筋が通っていることは受け入れられる。「お客さんに対してどうするのがいいか考えろ。それに数字がついてくる。数字うんぬんとかではなく、早く提供するとか丁寧に対応することが大切だ」という働き方を社長が目指していることが羽村さんの印象に強く残っていました。

　「最初の店長をやるまでは、社長に認めてもらえることがうれしくて。がんばったらがんばっただけ認めてくれるのが社長だった」「働き始めたころ、早出や残業をして、それが結果につながって、モチベーションになっていた。数字を上げることもできた。25歳くらいのころには、『ここをやめたらほかにない』と思っていた」「一番に社員にしてもらったし、会社が大きくなれば自分も大きくなれると夢を描いていた。どれだけ労働時間が長くても、夜中の4時までやって翌朝8時に出勤することも苦にはならなかった」

　こうした羽村さんの言葉に、社長を支え、一緒に会社を大きくしていきたい思いがうかがえます。

　さらに、最後に倒れる直前、社長は結婚のお祝いを持ってきてくれました。創業当時から一緒にやってきた羽村さんを大事にする気持ちが、そこにはあったのでしょう。病で倒れたときも、社長に直接連絡したときには、専務に意見をしてくれています。決して、羽村さんを排除しようと考えていたわけではないと思います。また、社長は「任せたら、任せた人間を信用する」人だといいます。社長は羽村さんのことを本当に信用していたのかもしれません。1回目の退職のあと、再び復職したのも、こうした社長の思いに応えたいという気持ちからです。

　ところがどこかで社長も変化していっていたようです。羽村さんは、その時期を「アルバイトやパートに出ていたボーナスがなくなったころ」だと感じています。そのころから「なんか社長がちゃらちゃらし始めた」と言います。「社長は人を取り込むことが上手い人だし、すごい人だと思ったし、こういう社長だから社員にもなりたいと思った。でも、今、考えると正しくはない」と話してくれたこともありました。

②専務への思い

　退職直前の専務の行動こそが、悔しさの原点であるようにも思いますが、ずっと前から専務に対する「違和感」は確実にありました。過去の発言を見直していくと、専務に対する思いが何度も登場しています。

　専務は羽村さんが店長となったころに入社しています。当初から「片腕」となることを期待されていたのかはわかりませんが、徐々に経営の中心となっていきます。部長、専務と出世していくなかで、彼の言ってきたことは「効率化」と「数字」だといいます。「赤字だったら確かに問題だけど、『顧客を大事にする以前にまずは利益』という考えが強すぎたと思う。結果として質が落ちていくのが見えていた」と羽村さんは指摘します。そして、専務は利益が薄いことを批判し、個々の努力を否定するところがありました。社長ががんばりを認めてくれる人であるのに

対して、専務は「がんばるって言葉が嫌いだ」と言っていたそうです。

　一方で、専務は人を育てることはまったく考えていなかったようです。羽村さんは「僕らは職人ではなかったので、できることは限られていたけれど、長く働くうちに能力は上がっていたとは思う。それなのに手に職をつけた職人を連れてきて、その人たちを超えろと言う。すぐに超えられるはずがない。そのうえで『ずっとお前何をしてきたんだ』と怒鳴られて。いじめとは言えないかもしれないけれど、追い詰められていった」と言います。

　創業メンバーは10年くらいしてみんな店長になれたけど、その先が見えないから離れていく人も多く、同時に知らない人がさらにたくさん入ってきたそうです。羽村さんたち創業メンバーの希望やビジョンをなくしたのは専務だったのでしょう。

　羽村さんにとって、悔しさの根本にあるのは真面目に働いてきたことを否定し、潰しにきた専務の存在そのものだったのかもしれません。

③専務が見た羽村さんという存在

　創業メンバーであり、社長の信頼も得ていた羽村さんを専務はどのように見ていたのでしょう。仲間とは思えない、あるいは敵対する存在だったのかもしれません。自分の立場を危うくする可能性のある存在。それはほかの社員のように「使い捨て」にしようとしても、なかなか辞めない、辞めたと思っていたのに、復活して店長の地位まで戻ってくる優秀さを備えた人物だったからかもしれません。

　過去の出来事を振り返ってみても、専務の悪意を感じ取ることができます。遠隔地への配置転換や休職で済むところを退職に追い込む。正社員での復帰を希望しても、アルバイトからにする。最後の店への配属もまた、意図的なものだったのかもしれません。体調悪化から休職、退職に追い込もうとした企みは、再び社長の口利きで断念したものの、さら

に強烈な嫌がらせとして、出産予定日に合わせて退職強要をする。これほどの悪意に満ちた行為があっていいのかと思います。

　しかし、この専務の行為は、すべては羽村さんの「優秀さ」が根本にあったのです。人望があり、顧客やアルバイトからも慕われていた羽村さん。裁判のなかでも、仕事が終わらない羽村さんを待って一緒に帰ろうとするアルバイト、丁寧な接客にお礼の手紙をもらったことなど、羽村さんの人柄のわかることがいくつも出てきました。会社のためであれば長時間、過密な労働もいとわない存在。そして、社長のもつ「人間性」を共有していることが、何よりの脅威だったのかもしれません。

　羽村さんは「潰す前提でやらされていたと思う」と言ったことがあります。推測ではありますが、専務こそが羽村さんを潰し、できれば「使い捨て」にしたかったのでしょう。

　労災が認定され、未払賃金請求訴訟、損害賠償請求訴訟はいずれも勝利的和解に至りました。事実上、羽村さんが真面目に働いてきたことが認められました。何もしなければ「泣き寝入り」だったところを、勇気を持って一歩踏み出したことで、羽村さんの主張が全面的に認められました。羽村さんがこの先、生きていくうえで、大きな財産となるはずです。

　羽村さんはかつて「会社に残るならば変わってほしい。でも、残れないならば潰れてしまえばいいとも思う。しんどいけど、やりがいを感じて、楽しいなかでがむしゃらにやってきた思いもある。創業当時はみんなそういう気持ちでやっていた。それが嫌々仕事をさせられるのであれば、潰れてしまえばいい」と語っていました。人が気持ちよく働けるようになってほしいというのが、羽村さんの原点なのです。

3. 支援者とつながること ―カルテからみたこれまで―

　労災と裁判を進める過程で、羽村さんのカルテが開示されました。休職を余儀なくされた後のカルテには、当時のつらい心情が記載されてい

ます。「死んだほうがいいのかなとふっと思うことはあります（休職直後記録）」「消えてなくなりたいは、ないことはないですが、嫁も子どももいるので、それはできないと思います。消えてなくなるほうが楽かとは思いますが……」

本来であれば、初めての子どもの誕生を楽しみに過ごす日々が、療養に専念しなければならないつらい日々であったことが記載されていました。そこに追い討ちをかけるようにして退職強要が行われたのです。子どもの誕生を前にしながら、自分の存在を消したくなるような不安のなかをさまよう姿は、何度読み返しても涙が止まりません。

休職直後の受診で「（職対連に）相談に行くのは行ってみたいです」との記載があり、主治医は早い段階の相談を勧めていたことがうかがえます。しかし、実際に相談に来たのは、半年が経過したころでした。相談に行くための一歩を踏み出すのは勇気がいったと思います。相談後の受診では、「大阪（職対連）に行っていろいろと話をして、気さくな感じの人だったので安心しました。やっぱり今までのことを思い出したのでしんどくなりましたが、親身に話してくれて次に大阪に行くことが怖くないです。消えてなくなりたい気持ちはないです」と記載がありました。さらに、後日「藤野さんは話しやすいです。一人では無理なことが時系列でまとまりました。嫁と子どもがいるので気がまぎれるところがあります」とありました。

これまでの過労自殺事件では、幼い子どもを残して、あるいは子どもの誕生を前に自死したケースもあります。病というのは、「家族のために」と思う気持ちさえも超えて死に至らしめることがあります。なぜ、そんなに喜ばしいときに死を選ぶのかと思うけれども、乗り越えることは容易ではないのでしょう。羽村さんが、消えてなくなりたい思いに押しつぶされそうになりながら、一歩を踏み出し、生きる力を取り戻したことに、心からホッとする気持ちがあふれてきます。羽村さんに攻撃を

してきた人たちは、この現実を知らないままでいるのでしょう。しかし、労働者が心を病み、そこから立ち上がることのたいへんさを多くの人に知ってもらいたいと思います。

　「主治医から協力してもらえる人がいると言われても、なかなか踏み出せなかった。弁護士もテレビで見る存在ですごくお金がかかるものだと思っていた。そういうなかで、こうやって力になってくれる人がいたことは大きい。協力者がいるからこそ、さまざまなことができた」と言ってくれる羽村さん。それでも最初の一歩を踏み出すのは個人の力です。つながるために少しだけ時間はかかったけれど、あきらめずにがんばってくれたからこそつながることができ、道が開けたのでしょう。改めて生きていてくれてよかったと感じています。

事例 **4**
トラウマを考える
きっかけとなった結城さん

　「職場のメンタルヘルス事例研究会」で象徴的に扱われている事例があります。職場のパワーハラスメントから「トラウマ＝心的外傷」が生じ、PTSD（心的外傷後ストレス反応）を引き起こした事例です。

　パワーハラスメントが広く社会問題となり、労災補償の対象や民事訴訟で取り上げられるようになっているものの、職場のパワーハラスメントが「トラウマ」をもたらすと明確に示されてはいません。研究会に持ち込まれた結城さんの事例は、当事者、弁護士、医師、支援者がそれぞれに関わり、考えた結果、パワーハラスメントがトラウマをもたらすことを明らかにしたものです。

1 労災申請にたどり着くまで

1. 相談に来たのに「何も話せない」

　筆者が結城翔太さん（当時40代男性）に初めて会ったときのことは忘れがたいものでした。「今日はどうされたのですか」と聞くと「相談に来ました」と言い、「どういう状況なのですか」と聞くと「言えません」と言われる。冗談かと思えるようなやりとりを延々と繰り返すことになりました。「会社からパワハラを受け、その後、和解をしているので内容

については話せない」と言うのです。本人は冷静なつもりだったようですが、見るからに不安に満ちており、体は小刻みに震えていました。

　そのうち少しずつ何があったか話し始めたものの、端々につじつまの合わないところもあります。そこで、「とにかく、まずは休んだ方がいい」と伝えたのですが、「休むことはできない」「休んだら仕事に行けなくなる」を繰り返しました。それでも粘り強く説得を続けて、ようやく「有給休暇を使って休む」ことで終了しました。なんとも疲れ果てたことを記憶しています。

　娘に休んでいることを悟られたくないという結城さんは、毎朝スーツを着て家を出て、近所のショッピングモールのフードコートで過ごしたそうです。休み始めてからすぐ、職業病相談会（患者会）にも参加し、そのときは穏やかに交流する姿が見られました。自分の仕事以外のことを話すときは、とても温厚な人柄でした。

　その後も何度か面談を行いましたが、解決の糸口は見つかりませんでした。ところが、「少し休んだことで気持ちが楽になったから復帰します」と言い出したのです。「もう少し落ち着いてからにしてはどうでしょうか」と助言したのですが、結局、すぐに復帰されました。最初の面談から１ヵ月半ほど経ったころでした。

　通常、休職から復帰する場合、身体的、精神的に安定してから考えるものです。結城さんは、そもそもが「休みたくない」「休むことがストレスだ」と言っていたように、すぐにでも働きたいという気持ちがあふれていました。「経済的に不安だから無理して復帰する」と言う方もいますが、そういうこととも違う印象でした。会社に行くことで不安定になっているはずなのに、その原因となる会社に行くほうがいいというのは理解しがたいものがありました。筆者の心配に対して結城さん自身は「もう大丈夫」と思っているようでした。

　実際、職場復帰しても、状況は大きく変わってはおらず、客観的に見て

「うまくやれていないのでは」と指摘すると、結城さんはひどく不愉快になりました。そうした指摘はおかしいと筆者に怒りをぶつけてくるようになりました。何かにつけて怒り出す状況で、そのままでは大きなトラブルになりかねないと考え、連絡を断つことにしました。

　後に相談を再会したとき、結城さんから「あのときは藤野さん（筆者のこと）の言葉がとげとげしかった」と言われました。双方とも安定した状態ではなかったのかもしれません。

2. 2年後の再会

　約2年が経過したある日、事務所に行くと「藤野さんに連絡を取りたいという人から電話があった」という伝言を受けましたが、そのときは誰のことなのか想像もつきませんでした。日頃、事務所にほとんどいない筆者でしたが、たまたま滞在したときに電話をとると、向こうから「結城です。ご無沙汰しています」という言葉が返ってきました。

　本人の話によると復帰後6ヵ月ほど順調に過ごし、通院もしなくていいほどだったそうです。ところが、職場で「仕事の取り上げ」があり、そこから体調を崩して休職。傷病手当金を受給して休業することになったと言います。休職して1年半ほどして労災申請をしたいと思い、再度連絡をしてきました。結城さんはほかにも相談していたようで、「どうして、またここに連絡をしてきたのですか」とたずねると「一番、まともに向き合ってくれたから」という返事でした。筆者の結城さんへの以前の対応はあまりいいとは思えなかったのですが、結城さんは評価してくれていたようです。

　休職中の結城さんは、職場復帰はすぐには考えられないようでしたが、基本的には仕事が好きで、職場に戻って働きたいという意思がありました。

2　労災の自己意見書の作成

1. 会社のための行動が、逆に攻撃の対象に

　結城さんは、大手医療機器メーカーが技術者派遣のために1980年代に創設した子会社に、創設2年目に入社しました。技術者として、いい製品を作るために努力を惜しまず、かつては過労死ラインを超える働き方をして、社長賞をもらうほどの実績もありました。会社に対する帰属意識が高く、雇われているというよりも「私の会社」という認識が高い印象でした。

　しかし、2000年代に入り経営者が交代し、労働者に不利な制度改革が進められ、信頼していた先輩が退社するなど、社内の雰囲気が悪化していきました。そんななか、さらなる制度変更が行われることが発表されました。結城さんは十分な説明がないままに制度変更が行われたら、人材の流出や職場の雰囲気の悪化に拍車がかかると考えました。そのため、労働組合の委員として「ちゃんとした説明と制度改革をすべき」だと動き出します。会社に楯突くためではなく、「もっといい会社になってほしい」という純粋な思いからの行動でした。

　しかし、結城さんの行動は当時の上層部の目には不愉快な行動に映ったようで、それまでにない注意や叱責を受けました。そして、数ヵ月後の2007年3月、突然、社長を含めた上司から呼び出され、ほかの社員も見ている前で、誹謗中傷を浴びせられました。いわゆる「吊し上げ事件」です。社長を含めた6人もの上司に囲まれ、会社に対して楯突いている、そんな奴は会社を去れといった暴言は、結城さんにとっては納得いくことではありません。約1時間も続いた「吊し上げ」の間、体の震えが止まらない恐怖を感じ、その後も平常な感情を取り戻すことができませんでした。あまりの不安と恐怖のため心療内科を受診し、「適応障害」と

診断されました。

　その後、結城さんは親会社の内部通報の制度を使い、「吊し上げ事件」の不当さを訴えました。すぐには対応されなかったものの、結城さんの誠実な態度に会社は動かざるをえなくなり、同じ年の秋には、吊し上げに関わった上司への処分を行うなど、和解の提案がなされました。結城さんは自分の訴えが受け入れられたことで、「これでもう安心」という気持ちに至り、精神的に安定したことから通院を終了しました。ただし、このときの和解には「口外禁止」が取り決められていました。

　和解成立後、以前と同じように働くことができ、結城さんは平静な状態を取り戻したと思っていました。ところが、しばらくすると同じ事業所の同僚とのプロジェクトから外され、一人だけ遠方のチームとの仕事を指示されるなど、不可解な状態に置かれました。結果として、本来の自分の力を発揮できない状況になり、そのことから再び精神的な不安が高まってきました。

　「吊し上げ事件」のときのような症状が生じていたものの、すぐに受診することができませんでした。社外の心療内科を受診して事情を話すと「口外禁止」を破りかねないからです。そう思うと、どうしても受診することができませんでした。その不安を人事担当者に相談したら「社内の診療所を受診したらいい」と言われました。人事担当者が言うことだからと受診してみたものの、社内の診療所の医師は、あくまでも会社側の立場でしかなく、結城さんの訴えをきちんと受け止めてくれませんでした。そのため、結城さんはさらに不安定な状態となり、仕事上のコミュニケーションが取れなくなっていきました。

　そこで会社は、結城さんを人とのやりとりが必要な仕事から外すと同時に、業務量も軽減しました。結城さんは「仕事を減らされることは苦痛である」と訴えましたが、きちんとした説明も話し合いもないまま、結城さんの体調はさらに悪化し、とうとう外部の心療内科を受診すること

にしました。結城さんが筆者のところに最初に相談に訪れたのはこのと
きのことでした。

　一度、休むことを勧め、落ち着きを取り戻した結城さんは、すぐに復帰
し、本人曰く「落ち着いて仕事ができていた」ため、再び受診を中断。会
社の対応はやはり、人との接触を減らし、業務量を軽減することでしか
なく、再び体調を悪化させていきました。そうして、2年が経過して再
び相談に来たのです。

2. 労災申請のための自己意見書作成

　再び相談に訪れた結城さんが「労災申請」を希望したことから、まず
は出来事の整理を行い、自己意見書を作成することにしました。

　通常、休職している人は身体的、精神的に能力が低下していることが
多く、第三者が聞き取りをして自己意見書を作成します。ところが、結
城さんは休職していたにもかかわらず能力は低下しておらず、これまで
の経過を自分でまとめました。また、人との交流にも抵抗がなく、職業
病相談会（患者会）などの集まりにも参加し、他者を思いやる優しい一面
を見せました。労災認定や訴訟のことも熱心に勉強していたので、筆者
が関係する学習会にも参加し、理性的にふるまっていました。

　ところが、労災の自己意見書作成となると異なる面が現れました。

　結城さんが体調を崩した原因となった「吊し上げ事件」について「酷
いパワハラだ」と主張する一方で、会社に対する恨みや憎しみはないと
言います。むしろ、会社の事情をおもんぱかるような発言もありました。

　しかし、「吊し上げ事件」の原因は結城さんが労働組合の活動として
会社に意見したことにあり、そうした行動は一般的に会社から攻撃され
る原因になり得ると指摘すると激昂しました。会社に意見したことは
「会社をよくするため」であって、攻撃される筋合いのものではないとい
う認識でした。当時は、労働組合の活動家が会社から攻撃され、差別的

に処遇されることも珍しくありませんでした。したがって、結城さんの
行動は会社の攻撃を覚悟しなければならないものでしたが、結城さん自
身は純粋に「会社のためになること」と信じて疑うことはありませんで
した。

　また、適応障害の症状が再び悪化したとき、結城さんを人と関わるよ
うな仕事から外し、業務量を軽減した会社の対応は、合理的な一面もあ
ります。当時のメンタルヘルス対策としては一般的な対応です。しかし、
結城さんはそのことにかなりの抵抗を感じ、さらには反発をして、トラ
ブルが生じていました。見方によっては、会社は「それなりの配慮」を
行っているのに、結城さんがそれを拒絶しているように見えました。

　それを指摘すると、結城さんは急に感情を露わにして「あなたは何も
わかってない」「それは違う」と大きな声をあげて反論します。筆者も
それに挑発され、大きな声で言い争うような状況に何度も陥りました。
大声で怒鳴り合うような相談者は初めてでした。筆者は結城さんにどの
ように対応していいかわからず、何度も思い悩みました。

　明らかに会社からの攻撃対象となっている状況にありながら、結城さ
んは再び会社に戻り、「仕事をする」ことこそが望みでした。だからで
しょうか、労災申請をすれば、会社からさらに攻撃される可能性がある
と指摘すると、再び反発されることもありました。

　振り返ってみると、「会社から排除される」「仕事を奪われる」ことに
対して、結城さんは大きく反応していました。結城さんにとって、「吊
し上げ事件」は大きなきっかけではあったのですが、一番のストレスは
「仕事を奪われること」でした。しかし、当時はそのことがまったく理解
できず、結城さんの傷に触ってばかりしていたのです。

3. 結城さんの当時の心情

　このころ、結城さんが筆者たちに向けて自分の思いを整理した文章を

届けてくれました。

　これまで、私の症状などを口頭で伝えてきましたが、深層の悩みをなかなかうまく伝えることができず、文書に整理することで、伝えさせていただきます。

　表面的な不安、不信、抑うつ感は日々変化し、良好な時期には、通常に業務ができますし、会社のことを考えていないときは平静でいられます。しかし、ベースにある悩みは４年以上消えることはなく、日々の小さな出来事でも大きな影響を受けます。ベースにある悩みは以下のとおりです。

①大規模リストラ当時に行われた2007年３月の強烈な「吊し上げ事件」から残る強い「恐怖」「不安」「不信」。

②「吊し上げ事件」により、社内の名誉、立場が汚され、「孤独感」「疎外感」を感じるようになりました。その後、同僚より、距離を置きたいと言われ、和解直後（約１ヵ月半後）の2008年１月31日には同期の同僚から悪意を持って「会社に居場所がない」「会社を辞めた方がよい」と言われたことで、それが強まると同時に、私自身が周りからそう捉えられていると感じてしまう状態にあります。

③私と関わることで、関わった人へ迷惑がかるのではという「自虐感」。

④和解により守秘義務を課せられ、社内やプライベートでの真の悩みの相談を日常的に制約されており、常に悩みを発散できず、「ストレスの蓄積」が続き、その状況に置かれること自体からくる「重圧感」。

⑤当初受診した産業医からの行動認知療法と称した行動誘導行為や不利益取扱相談・通報に対し、会社の冷徹な対応からくる「会社組織人（社長、人事、法務、上司、産業医、通報窓口など）」への不信感。

⑥経営状態の悪化、休職期間満了など、合理的理由による「解雇の不安」。

⑦人事権の裁量（濫用）による不利益業務配置など（過去の大規模リストラ

で平然と行われていた）による「低評価や降格などの不安」（年功序列主義ではなく完全能力実績主義）。

　日常の会社などでの出来事・刺激がこれら深層の悩みと結び付き、大きな不安を引き起こし動揺します。周りから見れば、被害妄想と思われるところがあるかもしれません。①の被害者感情と和解時の約束違反に対する感情から、心の動揺は「恐怖」「不安」「不信」を伴いながらも「攻撃的」な形で現れることが多いです。また、強い怒りから加害者への「殺意」や絶望感、自虐感から「自殺願望」が腹の底から込み上げることもあります。今後、職場復帰するために、このトラウマそのものを治療していただきたいです。

　今、改めて見ると、結城さんに心の傷＝トラウマがあること、そのことに踏み込まれると激痛が走るような思いをしており、問題行動ともいえる行動にも意味があることを丁寧に説明されていて、不可解な行動の多くは「トラウマ反応」なのだと伝えてくれています。しかし、当時はパワーハラスメントなどの職場の出来事からトラウマが生じるという考え方はなく、結城さんの主張も受け入れがたいものでした。結局、丁寧な説明をされても結城さんの症状は正しく理解されないままでした。

4. 支援者としての当時の思い

　結城さんの必死の訴えがある一方で、筆者も対応の仕方への悩みは尽きませんでした。それまでの相談者とは明らかに異なる言動が繰り返され、どうしたらいいのか日々、思い悩んでいました。そのころの自分の考えをまとめて、思いを整理した記録があります。支援者として当時考えていたことを紹介します。

①自己主張の強さ

　労災申請の書類作成の段階から、結城さんの主張に疑問を感じていました。「結城さんがそういうことするから、会社がそう対応する」という行動が多いこと。上司が部下を攻撃するというわかりやすいパワハラはなく、何か言われたことに対して、結城さんが激しく対抗することによってヒートアップしていく様子が何度もうかがえました。会社の暴言は事実としてあるものの、その後の出来事は結城さんの強い態度が原因で生じているようにしか見えません。結城さん自身が問題を大きくしている印象が強く、結城さんの主張をそのまま受け取っていいのか悩むところです。

②会社はそれなりに対応している

　会社は和解を含めて一定の対応をしています。また、受診した後は一般的な精神疾患の労働者に対して行われるような配慮（業務軽減など）を行っていました。結城さんは「会社は約束を守ってない」と言うのですが、それほど会社がひどいことをしているとは思えません。会社の言い分を聞いているわけではないのですが、結城さんの報告を聞く限りでも、会社は一定の対応をしています。結城さん自身はひどいことをされていると言うのですが、客観的には了解しにくいことがたくさんあります。

③結城さんの病気って？

　病名は「適応障害」です。しかし、本人は病気という認識がないように思えます。会社の外ではずいぶん落ち着いてきたのですが、「独りよがりな認識」とも思える言動は通常でもみられ、「自分は元気だ」と主張します。会社のことを話しているとテンションが上がるのか、主治医の話を聞いていないと思われることもあります。印象としては「主治医

に自分が言ったこと」を「主治医が言ったこと」にすり替えて認識しているように思います。(主治医はそんなこと言わないのでは? と思うようなことを話すことが、何度かありました)。「相手の話を聞かない」という態度が「症状」なのか、それとも「性格」の問題なのか、だんだんわからなくなってきました。結城さんの言葉にどうも納得がいかず、どうしたものかと思案しています。

　当時の記述を見返してみても、結城さんの行動はそれまでのうつ病の患者の言動とは違い、どう対応していいのか、筆者自身の困惑している様子がうかがえます。結城さんが激昂すると、手をつけられないほどの状態になり、相談を受けているはずなのにひどく攻撃されているような気持ちにもなりました。

　一方で、労災や会社のことに触れなければ落ち着いた人物で、そのことが関係を継続した要因の一つだったかもしれません。そう思うと、結城さん自身の「性格の問題」と捉えることは、違うのかもしれないと考えていました。

3　職場復帰、そして訴訟へ

1. 職場復帰への思い

　数ヵ月かけて自己意見書を作成し、労災申請を行いましたが、労災の認定基準に照らすと認定は難しいと思われました。それでも労災を申請することで一区切りつけることができたらと思っていました。

　労災申請後、休職期間が終わることもあって、改めて結城さんにどうするかを聞いたところ「職場復帰したい」という強い意志を示しまし

た。職場復帰したら最前線でバリバリと働き、会社に貢献したいという熱い思いを抱いていました。かつて「社長賞」をとったほどの人物であり、仕事に100％以上の熱量をもって取り組みたいという意欲にあふれていました。

しかし、これまでの経過を振り返ると、会社が結城さんを素直に受け入れるとは思えませんでした。労災申請をしたことで、会社はさらに結城さんを排除することも予想されました。結城さんの自己意見書には、社長のパワハラをあげており、客観的に見れば会社を批判しているようにも読み取れました。

そうしたことを説明して、「会社は結城さんを排除対象とする可能性が高い」と指摘すると、結城さんは「自らが排除されるべき存在」になるわけはないと怒りを露わにしました。さらに、職場復帰について、結城さんの要望も含めてきちんとした「話し合い」をするために個人で加入できる労働組合への加入も勧めましたが、受け入れられませんでした。会社に労働組合があるので、個人加盟の労働組合に加入するのは、会社の意に反するように感じたようでした。

職場復帰を支援した経験から、徐々に馴らしていくこと、人間関係の構築よりもまずは仕事を一つひとつこなすこと、時には新入社員のような気持ちで謙虚にふるまうこと、そういったことが必要だと結城さんに伝えましたが、「自分は最前線でバリバリ働く」と何度も思いを語りました。

結局、具体的に職場復帰支援は行うことなく、結城さんは職場復帰しましたが、出社して1週間ほどでPCの支給方法について会社とトラブルになりました。会社はすぐにでも再休職、そして退職に追い込むような雰囲気もあり、結城さんは個人で話し合うには限界があると実感したようです。そこではじめて個人加盟の労働組合に加入し、団体交渉で会社と対話する機会を持つことになりました。労働組合に加入してから

は、会社との交渉や出社に関する具体的な相談は労働組合が対応することになりました。

2. 職場復帰から労組加入（支援の主体は労組へ）

　労働組合に加入したことから、筆者の結城さんへの対応は少し変わりました。会社との交渉を労働組合が担うことになったため、筆者が事務局長を務める職対連は直接の支援から離れ、職業病相談会（患者会）に参加してもらい、必要に応じて話を聞くようになりました。そのため会社の問題について直接話すことが少なくなり、感情をぶつけられ、言い合いをするような場面は激減しました。会社や労働組合との関係で「うまくいかないこと」を外から支える立場になったことで、以前よりも冷静に結城さんの話を聞くことができるようになりました。

　それでも、結城さんの言動には理解しがたいものがありました。

　職場復帰したからには、「過去の出来事」は横に置いて、指示された仕事を誠実にやらなければなりません。意に沿わない仕事であっても、まず、仕事をすることが大切です。ところが、結城さんは何かあれば、すぐに過去の出来事を引き合いに出して「不当である」と言い、職場でトラブルを起こしていました。団体交渉でも労働組合と意見が対立することもあったそうです。どうしてそういうことが生じるのか、結城さんと話をするのですが、了解できることもあれば、結城さんの言い分に無理があると思われることもありました。ただ、結城さんは「普通に仕事をさせてほしい」と主張していて、それを会社は受け入れようとしていないことは確かでした。

　すべてを受け入れることはできなかったものの、筆者としては少しずつでも結城さんの思いを聞き、結城さんがしんどいときに戻れる場所を作っておけたらと思っていました。それでも、結城さんの思いを十分理解したとはいえない状況でした。

3. 不当解雇〜訴訟（支援の主体は労組と弁護士）

　定期的に団体交渉を行いながらも、結城さんの要求と会社の対応は噛み合わないままでした。結城さんは苦しい思いを抱きながら「休みたくない」気持ちが強く、仕事には行き続けました。しかし、会社は受け入れる姿勢はなく、当然、職場でトラブルが増えていきます。結城さんの苦しみを会社が受け入れないことが原因でしたが、一方で、結城さんの言動も激しさを増し、職場で大声をあげて抗議したり、会社に対して反抗的な態度をとっていました。会社の不適切な態度が自分の感情を刺激しているのであり、攻撃したいわけではないと結城さんは説明しますが、筆者たちも含めて、その思いを理解することはできていませんでした。

　どうすれば結城さんが穏やかに仕事をすることができるのか。話を聞いて支えようとするのですが、結城さんは職場で激昂することを繰り返し、最終的に懲戒解雇になりました。

　ここに至るまでに労災は、監督署で不支給、審査官、審査会でも不支給決定されていました。そこで労災については行政訴訟を行い、並行して解雇撤回裁判を進めることになりました。訴訟は5年ほど継続することになります。

4. 訴訟とは別の「思いの整理」（当事者学習会などの取り組み）

　訴訟となった後も、筆者たちは結城さんをどう支えていくか思案していました。懲戒解雇になった経過も、職場でトラブルを起こした結城さん自身にも問題があるとも思われ、その言動には理解しがたいものがありました。それでも、会社を離れた結城さんは誠実で優しく、また、常に学習を重ねる真面目な人柄でした。

　そこで、訴訟と並行して、結城さんが「わかってもらえていない」と繰り返し訴えることから、結城さんの思いを聞く学習会を始めることにしました。結城さんが会社でのトラブルについて語る際に、筆者は「それ

は結城さんがそういうことをするからでは」と話を遮ってしまうことが
よくありました。結城さんの話に対して、「それは違う」という気持ち
が先立ってしまっていたのです。そんな折、ちょうど同じころから相談
にきていた菜々美さんが、「まずは結城さんの話をしっかり聞こう」と
いう提案をしてくれました。菜々美さんはそのころには、職対連の役員
として相談者の話を一緒に聞いてくれていました。菜々美さん自身、時
間をかけてしっかり話を聞いてもらった経験からの言葉だったのかもし
れません。

　学習会の名前は、結城さんからの提案で「心を傷つけられた人の支え
手に聴いて欲しい学習会〜当事者からみる職場のうらがわ〜　略称：当
事者学習会」にしました。結城さんの思いをそのまま説明するような名
前でしたが、そこにはいろんな思いが込められていました。

　「心が傷ついた人」にはいろんな思いがある。素直に話をしてくれと
言われても言えないこともあるし、支えてもらっている人への遠慮や配
慮もある。当事者だからこそ感じる「職場とは何かを知ってほしい」と
いう気持ちもありました。それはまさに、ちゃんと話を聞いてほしいと
いうメッセージでもあったように思います。

　この学習会のレジメには、「『過労死』から『過労死傷』へ」、「『心の病』
ではなく『心の受傷』」との言葉があります。当時、過労死はすでに社会
問題として認識されていました。さらに過労の結果、精神疾患を発病し、
自殺するという「過労自殺」も注目を集めていました。しかし、過労の
結果、精神疾患を発病した労働者の苦悩はそこまで注目を集めていたと
は言いがたいものでした。死ななくても大きな傷を受けている労働者が
いること。その被害に目を向けてもらうためにも、こうした表現になっ
たのではないかと思います。

　学習会では結城さんが受けたパワハラの背景を丁寧に語ってもらいま
した。また、結城さんが大きく傷ついた背景として、会社への思いや人

間関係、仕事に対する考えなども聞かせてもらいました。そこでわかってきたことは、会社と仕事を大切に思うからこそ傷が深く、痛いこと。会社を攻撃したり、憎みたいのではなく、貢献したい思いが根底にあるということでした。

その後、ほかの裁判の原告やパワハラを受けた当事者にも報告してもらいました。当事者だからこそ思うこと、感じることがあり、結城さんだけではないことを実感することができました。学習会は結城さんの誠実な姿勢もあって参加者も増えていき、結城さんの訴訟終了まで続きました。

また、このころには現代労働負担研究会や「職場のメンタルヘルス事例研究会」の総会などで発言してもらうなど、結城さんの訴えを周りが受け止める機会を増やしていきました。

 ## 4 心的外傷の理論化　医学意見書の取り組み

1.「心の傷」を理解する

訴訟のなかでも、結城さんの言動の評価や解釈については難しいものがありました。解雇に至るまでの行動は、適応障害やうつ病では説明がつかないことがあり、結城さんの行動の正当性をどう主張するかは大きな課題となっていました。会社側は、そうした説明のつかない行動を起こすのは結城さん自身の人間性に問題があったという主張を繰り返していました。

結城さんは研究会にも参加し、「けがをした人が傷を触られたら痛いのと同じように、私も心の傷に触られることで激痛が走る」、「そのことが、会社でのトラブルにつながっている」と説明をしてくれましたが、誰

も理解することはできていませんでした。

　また、会社との関係が改善されていないにもかかわらず、気持ちが落ち着けば治療を中断していました。当初、結城さんは「仕事をちゃんとできたのだから中断するのは当然だ」との考えを示していましたが、訴訟を続けるなかで治療を中断している間も、「会社からの攻撃が続いていた」と主張しています。確かに、結城さんが受診せずに仕事に打ち込んでいた日々、会社は結城さんを排除する行動をしていたことが訴訟のなかで明らかになっていました。こうなると、「治療の中断」をどう説明するのかが課題となります。

　改めて、結城さんの主張を振り返ってみると、「心に傷がある」「トラウマのようだ」と繰り返していました。また「私の心情」のなかでも、結城さんが感じてきたさまざまな症状について記録されていました。そこには、やはり適応障害では説明できないものがありました。

　「トラウマ」は最近よく聞きます。戦争体験など死の恐怖を味わうような出来事に遭遇したり、性的虐待などひどい出来事によって、「トラウマ」は生じるものとされています。その一方で、結城さんのように上司からの攻撃などによって「トラウマ」が生じるとは考えられていませんでした。

　しかし、結城さんは「心の傷に触れたときに激痛が走る」との説明を繰り返しました。また、「落ち着いたように思って治療を中断したのは、たまたま心の傷に触れられなかったにすぎない」、「うつ病や適応障害の患者のように、常に気分が落ち込むとわけではない」ということも述べていました。

2. 弁護士の苦悩

　解雇から3年ほど経過し、訴訟が継続するなか、適応障害では説明がつかない症状と「治療の中断」は弁護士も苦悩する課題でした。研究会

でも何度も話題になりましたが、すっきりとした答えを見出せないことが続いていました。一方で、訴訟は証人尋問を迎える局面にきており、会社側の証言からは結城さんが精神的に追い詰められていたと思われることが浮かび上がっていました。結城さん自身の真面目な働きぶりに対して、不誠実な対応をしていた会社という構図ができつつありました。

　結城さんは「職場のメンタルヘルス事例研究会」に参加し、弁護士や医師とも交流があり、訴訟から離れた関係ができていました。そこで、担当弁護士は同じ研究会の吉田病院の中谷医師に結城さんの症状について「医学意見書」の作成を依頼しました。

　当時、弁護士としての問題意識は次のようなものでした。

　長期の治療中断があり、その後に生じる症状の悪化は労災の認定においては認められにくいものです。うつ病とストレス関連障害では考えられないものでした。結城さんの根本的なストレス要因については、「仕事はがし」にあると理解できましたが、それだけでは説明のつかない出来事もありました。ちょっとしたことに対しても攻撃的な言動があり、それを問題行動とされる。さらに反発してどんどん病状は悪化していく。労災ではそうした不可解な点を「人格障害」「発達障害」と被告は主張してきました。弁護士として事実関係を確定していくなかで、過去のパワハラを想起させること以外では結城さんは誠実な人で、とても人格障害には思えず、発達障害でもない。しかし、被告である会社は攻撃的なところだけ切り取り主張してきました。結城さんの人柄から考えて、それは違うという気持ちが原動力になり、「適応障害」として捉え直せないかと考え、中谷先生に医学意見書の作成をお願いしました。

　中谷医師は医学意見書の作成をすぐには引き受けませんでした。弁護士は結城さんのことを熱く語りましたが、医師としてはっきりした展望が見えなかったのかもしれません。その後も、弁護士が熱心に依頼を続けた結果、中谷医師は医学意見書の作成に取りかかりました。そこで、初めて結城さんの「トラウマ」に目を向け、その結果として結城さんの否定的認知、認知の歪みについて展開することになりました。

　医学意見書には次のような説明がありました。

　一般的に心身に不快をもたらす要因をストレスというが、ストレスが非常に強い心的な衝撃を与える場合、その体験が過ぎ去った後も体験が記憶の中に残り、心理的な影響を与え続けることがある。このようにもたらされた心理的後遺症のことを「トラウマ（心的外傷）」という。（以降、心的外傷を「トラウマ」と表現する）。

　トラウマが与える心理的影響のことを「トラウマ反応」と呼ぶ。トラウマ反応は、PTSD（心的外傷後ストレス障害）が代表的だが、うつ、心身症、適応障害としてもあらわれ、これらは極度のストレスに対する人間の正常な反応の一つである。

　トラウマの主な症状として、（1）再体験症状（侵入症状）、（2）回避症状、（3）認知と気分の陰性変化、（4）過覚醒症状がある。

　この説明から、さまざまなことを理解できました。支援者である筆者に対して、攻撃的な態度をとったことは、まさに「トラウマ」＝「心の傷」にふれ、激痛を起こしていた反応です。そうした恐怖の感情から怒り、攻撃的な言動を引き起こしていたのです。また、長期の治療の中断についても、トラウマに触れなければ穏やかに過ごせていたことも含めて、

多くの不可解とされた出来事のつじつまが合ってきました。

医学意見書を依頼した弁護士は、「正直、私自身はPTSDにまでたどり着けておらず、中谷先生の分析と意見により、トラウマによる否定的認知、認知の歪みとしてまとめられました。このことは、後の『トヨタ事件』につながっています。そもそもPTSDというのは、戦争とか強姦などのひどい出来事でしか生じないとされています。それを中谷先生が結びつけてくれたのです」と述べました。

3. 医学意見書が救いとなって

結城さんは中谷医師が作成した医学意見書を見て、「これこそ私が訴えていたことです」と声をあげました。今まで自分が苦しいと思ってきたことが表現されており、「やっとわかってもらえた」と発言しました。そこから表情も明るくなり、訴訟への取り組み方も変化しました。結城さんはそれまで学習会や研究会など、理解してくれる人には訴訟の経過などを話していましたが、不特定多数の人に伝えることには躊躇していました。広く訴えたところで、自分のことを正しく理解してもらえないのではないか。そうした思いを抱えていたため、新たな人間関係を築くには抵抗があったようです。

確かに、結城さんのことを十分知らない人には「変わった人」というレッテルが貼られていたかもしれません。結城さんには「わかってもらえないのではないか」という不安が常に根底にありました。それが医学意見書によって自分の訴えに自信を持つことができ、広く訴えをするようになり、躊躇していた署名活動も積極的に行うようになりました。訴訟を相互支援する団体である大阪争議団共闘会議にも参加しました。自らの症状と行動が「トラウマによるもの」だと説明されたことで、結城さんは大きな力を得て、多くの方が結城さんのことを理解し、訴訟を支持するようになりました。

　訴訟は部分的に勝利を収めることができ、その後、すべての訴訟が和解で終結しました。結城さんには「職場に戻って働きたい」との思いが最後まで強くありましたが、それ以上に、今まで理解してもらえなかった行動を医学意見書で説明され、やっと周囲に理解されたことが大きな成果であったようです。

　判決には医学意見書の内容は反映されていませんが、結城さんは「この医学意見書によって救われた」と繰り返し述べました。それが和解につながったことは確かなことでした。

　結城さんは裁判の終結について、次のように語っています。

　PTSDの症状の中に否定的認知があります。職対連に相談したとき、とげとげしく感じられたのは、その結果だと思います。相談しながら、自分のなかには「真摯に相談にのってくれている」との認知と、「伝えたいことが伝わらないという否定的認知」の両方がありました。それでも全体的に真摯に対応してくれたので、再び相談のために連絡をしました。医学意見書を書いていただき、私の抱えていた問題が一気に解決しました。そこには私が伝えたいことのすべてが書かれていました。裁判の結果以上に、「医学意見書」で自分のことを理解してもらえて、いろんなことが変化していきました。

　それまではパワハラを受けてから大きなストレス要因が続いていました。トラウマに起因する変な行動を説明してもなかなか理解してもらえない。私自身に問題があると思われているのではないか。この先、社会的にきちんと評価されない、このまま病気を抱えて歪んだ評価を受け続けるのではないかという悩みがありました。支援してくれている方のせいではありませんが、苦しい思いでした。医学意見書でトラウマ反応が説明され、周囲から理解してもらえたことが大きいと思います。

　トラウマ反応が理解されていないときは、結城さんが社会に適応していくことは難しいのではないか、仮に裁判が終結しても仕事ができないのではと思われていましたが、すべての行動が説明され、納得したことで驚くほどの変化を遂げました。裁判の終結が見えてからは、どうしても戻りたかった会社を退職することを受け入れました。そして、労働者として認めてもらうために再就職をすることを目標に掲げました。50代からの転職活動は困難を極めましたが、数ヵ月後には新たな職場で働き始めました。そして、本来の理性的でやさしさあふれる結城さんの姿が見られるようになっていきました。

5　まとめ

　相談を受けながらも、力になれていないと感じることはつらいものがあります。結城さんについて、どうするのがいいのか長く悩み、考え、そしていろんな人に相談してきました。心の病の患者の多くは、ストレスからエネルギーが枯渇するため、まずは休養し、そこから職場復帰や社会復帰を考えていくものです。しかし、結城さんは、筆者たちの従来の常識とは異なることばかりで、対応に非常に苦慮してきました。結城さんに何か問題があるのだと決めつけて、問題の本質にたどり着かなかった恐れもありました。しかし、結城さんの本来の人柄、あきらめないで伝えようとする姿勢が筆者たちに大きな気づきを与えてくれたのだと思います。

　医師や弁護士も訴訟のためだけであれば、結城さんの人柄を知ることはなく、違った結論を導き出していたのではないかと思います。当事者と労働組合や弁護士、医師、支援者とが同じ目線で接する「職場のメン

タルヘルス事例研究会」があったことが「気づき」につながりました。

　「職場のパワーハラスメントがトラウマを生じさせる」ということは、日常的には当たり前のように語られつつあります。しかし、労災認定においては、まだ常識となっていません。そうしたなかで、結城さんの事例に関われたことは筆者たちにとって大きな財産です。結城さんの裁判の詳細は守秘義務の関係で紹介できません。しかし、この取り組みによって得られた財産はこれからも活用していきたいと思います。実際、結城さんの裁判以降、トラウマ反応ではないかと思われる相談があります。結城さんの経験がなければ、翻弄されていたと思われる事例に数多く遭遇しています。そんなとき、争議の経験者として、また、トラウマ事例を経験した者として、結城さんは大きな力になってくれています。

　現在、労災実務では、精神疾患の発病の有無および疾患名の特定はICD-10（WHOによる国際疾病分類）に則って行われていますが、トラウマを精神疾患の症状と明確に位置づけていません。一方で、2018年に約30年ぶりに改定が行われ、ICD-11が公表されました。このICD-11ではPTSDについての変更があり、パワーハラスメントによるトラウマが位置づけられているそうです。現在、ICD-11は翻訳作業が行われているところで、日本には正式に導入されていませんが、いずれ労災実務にも運用されることになることでしょう。そうなればトラウマの扱いも変化していくと考えられます。トラウマがある人たちをどのように支えていくのか、また、その知識と経験を活用して、いかに働きやすい職場づくりを進めていくのかを、これからも考えていきたいと思っています。

第2章

トヨタパワハラ
自殺事件

---

1 事例から学んだことを生かして

1. 傷に触れれば症状が再燃するトラウマへの理解

　結城さんからの「パワハラを受けたことで心に傷（トラウマ）ができる」という訴えを、「職場のメンタルヘルス事例研究会」では正面から受け止めてきました。その後、結城さんの裁判に取り組んだ医師、弁護士を中心に、研究会、世話人合宿、学習会などで、トラウマやPTSD、さらにはトラウマ治療の実際を取り上げ、理解する機会を設けてきました。結城さん自身の訴訟については、多くの口外禁止事項があることから詳細を発表できないものの、「パワーハラスメントからトラウマが生じる」という考え方は研究会の財産となりました。

　この財産は、多くの場面で活用されています。落ち着いた相談者でも「心の傷（トラウマ）」に触れるときに大きな動揺を見せ、怒りを露わにすることがあります。かつて、結城さんが突然、不安定になり、攻撃的になる姿に接して、「どうしてこんな状態になるのだろうか」「私の接し方の問題だろうか」と思い悩むことが多くありました。しかし、結城さん以降、さまざまな不安を抱え、何らかのトラウマを持っていると思われる相談者は、いくら日常が落ち着いていても、傷に触れれば大きく反応することを理解できるようになりました。そのことで、支える側の構えが変わったことは確かです。

　また、従来のうつ病の認識から、回復には問題から離れて療養することこそが必要だと考えていました。ところが職場から離れ、落ち着いた生活を送っていても、何かのきっかけで症状が再燃する相談者に出会うことも増えました。十分に回復しているように思えても、明らかに「心の傷」はあり、それが痛む。それは結城さんの訴えそのものでした。

　トラウマやPTSDの学習を深めていくなかで症状への理解も深まりま

した。研究会では、心が傷ついた労働者をどうやって理解し、回復につなげることができるのかを、患者、当事者の声を聞きながら、法的、臨床医学的な側面から検討を重ねています。

2. パワーハラスメントによるトラウマ

トラウマという言葉は社会的にもよく聞きます。何かに傷つき、そのことが大きく心に残っていることをいうようです。また、PTSD（心的外傷後ストレス障害）という言葉も広く使われています。「パワハラを受けてトラウマになっている」といわれることもあります。

当然、相談者は「パワーハラスメントによるトラウマ」を労災として認めてほしいと思っています。しかし、労災実務では、精神疾患の発病の有無および疾患名の特定はICD-10（WHOによる国際疾病分類）に則って行われており、このICD--10においてトラウマを精神疾患の症状と明確に位置づけているのは「F43.1 心的外傷後ストレス障害」（PTSD）のみです。ここでPTSDは、自然災害や戦争、激しい事故、他人の変死の目撃、拷問、テロリズム、強姦などが診断要件となっています。つまり、労災実務では、職場におけるパワーハラスメントはトラウマとして認められてはいません（p.153の立野弁護士の寄稿文に詳しい）。

ところが結城さんの裁判以降、パワーハラスメントからトラウマが生じ、その後、トラウマ反応と思われる症状があることが認識されました。そこで、精神科の中谷医師は医学意見書の作成を検討する際に、米国の診断基準である「精神障害の診断と統計マニュアル（DSM-5）」に注目したのです。

DSM-5は、労災で用いられているICD-10で認められていない診断要件でもPTSDの症状が存在することを認めており、それを「適応障害」と診断します。この発見は研究会の大きなテーマとなりました。そして、それ以降のさまざまな場面で活かされています。

2 トヨタパワハラ自殺事件への継承

1. 研究会とトヨタパワハラ自殺事件

　職場でパワーハラスメントを受けてトラウマが生じるという認識が、十分に活かされた事例がトヨタパワハラ自殺事件です。

　2019年、トヨタパワハラ自殺事件が大きく報道されました。パワハラが原因として労災認定されたこの事件は、トヨタの社長自ら遺族へ謝罪し、その後、和解が成立。パワハラの予防対策を取り入れた点で画期的な和解でした。

　実はこの事件の背景に、「職場のメンタルヘルス事例研究会」での取り組みがありました。「トラウマ」が生じ、その結果「PTSD」が生じる。自殺の直前に労災認定されるような大きな出来事がないにもかかわらず認められたのは、結城さんの事例において中谷医師の作成した医学意見書があったからだと立野嘉英弁護士は言います。

2. トヨタパワハラ自殺事件の概略

　トヨタパワハラ自殺事件について、立野弁護士が研究会で解説しました。ここでは研究会での報告（『労働と健康』第289号，2022年1月）をもとにその内容を紹介していきます。

■本件自殺に至る経緯（概要）

平成27年3月　　　　東京大学大学院　工学系研究科　航空宇宙工学専攻
　　　　　　　　　　修士課程修了
平成27年4月　　　　トヨタ自動車株式会社　入社
同年4月～1年間　　研修期間（トヨタインスティテュート付）
平成28年3月　　　　先進技術カンパニー　ボデー先行計画部配属

同年4月〜6月　　直属の上司Bから執拗なパワーハラスメントを受ける

■パワハラの状況

・上司Bからの業務上の叱責は、毎日のようにあった。

・日常的に「バカ、アホ」「こんな説明ができないなら、死んだほうがいい」

・「なめてんのか、やる気ないの」常にケンカ腰・高圧的、にらむ。

・「学歴ロンダリングだからこんなこともわからないんや」

　（被害者は、地方大学卒業後、東京大学大学院に入学・卒業しており、
　そのことを侮辱するもの）

・被害者を個室に呼び、「俺の発言を録音していないだろうな。携帯電
　話を出せ。録音出せ」

・「お前が休むと俺の立場も悪くなる」

・「マネージャーとしての評価も下がる。お互いに困るぞ」

・「休むとか（被害者が加害上司を）脅して、どうなるかわかっているん
　だろうな」「休職してどんだけ迷惑かかるかわかってんのか」

・「個室に呼ばれて、携帯を出せと言われた」「休むと脅して、どうなる
　かわかっているんだろうな、と言われた」

　　　　　　　（以上、被害者の手帳メモ、メンタル健康相談の内容から）

3. 労災が認定されてから調査を開始

　トヨタでは1年間の研修期間があります。本事件被害者はそれを経て
本社配属になった新入社員です。本事件は最初の上司から3ヵ月ぐらい
の間、ひどいハラスメントを受けました。上記の「パワハラの状況」の
とおり、非常に侮辱的な言葉を投げられていました。そうしたことが日
常的に行われ、約3ヵ月で適応障害という精神障害を発病しました。そ
こから3ヵ月程度休職したあと、職場復帰を果たし、同時に治療を中断
しました。職場でも定期面談がありましたが、「体調は問題ない」と言

い続けていました。しかし、職場復帰してから1年後に自死してしまいました。

　この事例が労災認定されたのは、治療中断について被害者の状態を詳しく調査したことと、中谷医師の医学意見書を労災申請書とともに提出したことが大きかったと考えています。従来、治療を中断し、職場復帰してから特に問題なく、欠勤や遅刻、早退などもない場合には、基本的には寛解・治癒したとされて、因果関係は切れたことになります。その後、休職したり自死したりしても、因果関係を認められないとの判断になっていました。それに対して、この事例では職場復帰後も被害者は病態が続いていたと評価する医学意見書を提出したことで労災が認定されました。

　当初トヨタは、職場復帰してから1年間通院もなく、就労も外形的には問題はなかったので因果関係は認めない立場でした。ところが、労災が認定されマスコミが報道したことから、豊田章男社長の知るところとなりました。豊田社長は遺族に謝罪し、なぜ、こういうことが起きたのか組織要因を徹底的に再調査して分析し、再発防止策を立てることを遺族に約束しました。

　再調査では、被害者の休職した理由が、パワハラによるものであるとの評価が不十分だったことが明らかになりました。また、問題の上司は他部署でも別の部下に対してハラスメントをしていたことも明らかになりました。それなのに、マネジメント上の問題点が人事や別の上司には伝えられていませんでした。漫然と放置されたため、再び別の部署のマネージャーとして配属されていたのです。

　今回亡くなった被害者についても、「きつい指導をされている」との声は上がっていたようです。ハラスメントをしている上司の、さらにその上の上司にも情報が上がっていましたが、ハラスメントだと真剣に受け止めず、調査や対策が行われませんでした。パワハラ情報への対応の

不備が指摘されています。

　また、被害者は職場復帰後、ハラスメントをした上司のチームを離れたのですが、半年後に再び席が近くなり、体調がさらに悪化しています。職場復帰時には、被害者自身が産業医の所属する産業保健部門にハラスメントのあったことを伝えているのですが、ハラスメントで体調を崩したと評価されず、産業保健部門や人事部門との意思疎通がうまくいっていませんでした。主治医は職場で何が起こっているか把握できず、本人がハラスメントを受けていると言わないケースもあります。本件は、本来連携すべき主治医と産業保健部門と人事部門との間で、情報共有と連携がされなかったと分析しています。

4.「治療の中断」をどう評価するか

　結城さんの事例では、「治療の中断」が争点の一つとなりました。問題から離れているときには「症状が現れない」のに、「見えない傷に触られると激痛を感じる」。職場復帰して、穏やかに就労していたのに、過去の傷に触るようなことがあれば症状が再燃する。発病の原因となったパワハラ以降、通常の業務を遂行できるほどの体調にまで回復しながらも、その後、当初のパワハラを想起させるような出来事が引き金となって病状が悪化することを繰り返しました。

　結城さんの場合、会社からひどい攻撃を受けた後、職場復帰を果たしています。会社が理解を示して、通常どおり仕事ができると感じた時点で、結城さんは「受診は必要ない」と思い、通院を中断します。実際に、その間は通常どおりに仕事をこなしていました。仕事が順調な限り、結城さんは従来の働きぶりを発揮していました。ところが、会社が過去の出来事を想起させるようなことをしてきたとき、症状は再燃し、ひどく攻撃的な行動を繰り返しました。「過去を想起させる出来事」は第三者からみて「ひどい」といえるほどではないこともありましたが、結城さ

んにとっては、「心の傷」に触れる出来事といえました。

　普段、紳士的で優しい人柄の結城さんが、過敏に反応する様子は、従来のうつ病の考え方では理解することができず、支援者は悩まされてきました。うつ病として捉えると、問題は結城さん自身にあるかのように見えるため、結城さんは自らの苦しみを理解してもらえないことに苦悩していました。そのことをPTSDの切り口で解釈されたことで、結城さんの病状は急速に回復していきました。医学意見書でPTSDの症状として説明されたことが、結城さん自身の「理解してもらえた」という安心感につながったのです。

　トヨタ事件でも、被害者はパワハラを受けて受診、休業の後、復職します。上司のパワハラがあったことは明らかで、職場も暗黙のうちに認めていました。職場復帰にあたっては、パワハラがあったことが配慮され、問題となった上司の指揮命令系統からは外されましたが、その上司は同じ職場にいる状態でした。被害者の視界にも入る位置だったようです。

　ところが、被害者は「配慮を受けた復職」だと受け取り、職場復帰すると同時に治療を中断しました。その後も順調に仕事をしていましたが、問題の上司との距離が近づいたことがきっかけとなり、安定していた症

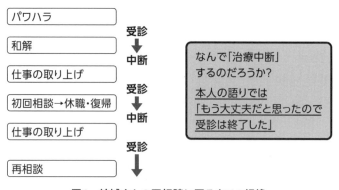

図4　結城さんの再相談に至るまでの経緯

状が急激に再燃。急遽、受診するも自殺に至ります。治療を中断するほどに回復したと思っていても、パワハラ上司との接触＝トラウマに触れる出来事により、再び症状が悪化したと考えられました。

　通常、こうした事例では、職場復帰して安定的に仕事をしていることで寛解したとされます。そうなると自殺の原因とされる病気の発病がいつであるかが問われます。本件の場合、自殺の直前に何らかの大きな出来事はなく、労災認定を得るには困難な事案でした。

　見えない心の傷に触れた。そのことが本人の病状を急激に悪化させ、自殺につながった。トラウマ（上司からのパワハラに傷ついた経験）に触れる、あるいは想起させることがあったため、PTSD反応が生じる。トラウマに触れなければ病状は悪化しない。トヨタ事件では、この考え方のもとに医学意見書が作成され、速やかな労災認定につながっています。結城さんの経験が活かされたわけです。

　現在でも、労災認定においてトラウマが十分に位置づけられていません。トラウマ反応とされる症状は理解されにくい状況にあります。しかしながら、パワーハラスメントによってトラウマが生じた労働者に配慮するには、労働者自身が感じているトラウマを正しく認識する必要があ

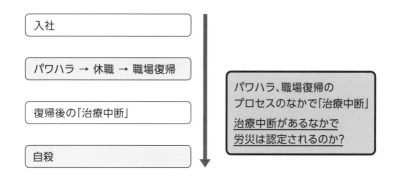

図5　トヨタ事件の自殺に至るまでの経緯

ります。結城さんの事例でも、トラウマに対する理解がない間は、支援者でさえ「心の傷」に触れていました。職場での配慮についても同じことがいえます。

パワーハラスメントによってトラウマが生じるという発見は、今後も職場のメンタルヘルスの取り組みに大きな影響を与えることが予想されます。そのことを先駆けて取り上げ、労災認定につながったのがトヨタ事件です。それはさらに「再発防止に向けた取り組み」へと発展していきました。

3 トヨタパワハラ自殺事件の「パワハラ防止策」

早期に解決できたトヨタ事件では、さらに踏み込んだ取り組みが行われました。全面的に和解内容を受け入れたトヨタに対し、公表制限はあるものの「パワハラの再発防止策」を盛り込んだことです。短期間でのやりとりで十分な内容ではありませんが、大企業トヨタがパワハラの再発防止を約束する和解が成立したことは、予防策を考えていく大きな一歩といえるでしょう。

「職場のメンタルヘルス事例研究会」は和解の内容を検討し、予防策を考えるために学習会を重ねました。研究会では事件の終結をもって終わりにせず、そこから予防策に向けて新たなスタートを切ったのです。

以下、「パワハラの再発防止」を盛り込んだ和解内容について、立野弁護士の研究会での報告（『労働と健康』第291号，2022年5月）をもとに紹介します。

1.「再発防止の具体策」について

　「パワーハラスメントによる社員の自死事件についての和解条項」には、(再発の防止)の項目が設けられ、「乙(トヨタ)は、今後は労働基準法、労働安全衛生法、改正労働施策総合推進法(いわゆるパワーハラスメント防止法)、事業主が職場における優越的な関係を背景とした言動に起因する問題に関して雇用管理上講ずべき措置等についての指針(令和2年厚生労働省告示第5号)、その他関連法令・通達を遵守し、社員の業務管理・健康管理に全力を尽くし、社内におけるパワーハラスメントを防止し、二度と同様の事態を起こさない努力をすることを甲(遺族)らに約束する」と明確に宣言しています。

　そして、トヨタは「再発防止の具体策」を以下のように掲げました。

　（再発防止1）
　別紙記載の＜再発防止に向けた取り組み＞に則り、これをより効果的に運用・実践するため、具体的な制度作り及び改善に向けた取り組みを継続して進めること。

　冒頭では、労働基準法やパワーハラスメントの予防指針など、法令を遵守し、二度とパワハラが起こらないよう努力をすることを約束しました。問題はその具体策です。

　（再発防止2）
　社員等からパワーハラスメントの相談ないし情報提供があった場合には、これに対する正確な事実関係の調査を綿密かつ丁寧に行い、上記事実関係に基づいて、パワーハラスメントに該当するか否かを、明らかにパワーハラスメントではないことが確実な資料によって認められる場合を除き、第三者である専門家

　まずハラスメントの相談と情報提供が、本人、同僚、関係者、家族など
から上がってきた場合には、それに対する事実関係の調査を綿密かつ丁
寧に行う。その事実関係にもとづいて、ハラスメントかどうかを第三者
の専門家の意見を加えた上で適切に判断することです。

　今回の事件では、ハラスメントをした上司の、さらにその上の上司が、
ハラスメントになるかもしれないという認識を持たず、踏み込んだ調査
をしていません。ハラスメントの判断や評価が微妙なケースもけっこう
あります。そこは弁護士や第三者の意見を聴取し、判断するようにして
います。

　ハラスメントだと評価できる場合は、第一に被害者に対する安全確保
を行うことです。チームや席を離す、加害者に対しては二度とハラスメ
ントを行わないよう指導監督を徹底して、必要な懲戒処分をするなどが
あります。

　今回の事件では最初のハラスメントで休職した時点で、上司が「パワ
ハラをした」と評価しなかったがゆえに、その上司に対する処分など、指
導監督は何もされていませんでした。ハラスメントと評価できた場合に
は、加害者に対しては徹底的に指導監督しなければなりません。

（再発防止４）

　社員が精神障害を発病して療養ないし休職を開始した場合や自死をした場合には、適時に、本人、同僚、家族等の関係者からの聴取等の労働実態の調査を丁寧かつ綿密に行い、精神障害の発病ないし自死の要因となり得た当該社員のストレス要因（過重労働やパワーハラスメント等）を適正に把握すること。

　療養や休職をした場合、あるいは自死した場合、同僚社員、家族などの関係者からの労働実態の調査を、丁寧かつ綿密に行い、ストレス要因を適正に把握することになっています。また、誰かが休職、あるいは自死した場合、その背景に何があるかをきちんと調査するとしています。

　労働実態のなかでストレス要因があるのかどうかを適正に把握しないと、何がその人に対する必要な配慮となるかが見えてこない、あるいは的はずれな配慮となります。長時間労働がストレスならば、労働時間を削減しなければならない。ハラスメントがストレス要因であれば、ハラスメントを抑制し、心理的なものも含めて安全を確保しなければならない。ハラスメントを受けている人に対して業務量を減らしても、配慮として噛み合わず、逆に、ハラスメント被害を申告したことで「仕事はがし」されたと受け止めたり孤立感を強めたりします。

　今までの企業はどちらかというと精神疾患ならば業務量を減らすとか、休ませるなどの業務負担の軽減くらいしか考えていませんでした。

（再発防止５）

　療養・休職事案については、上記（再発防止４）で把握した当該社員のストレス要因に対する対策について、本人、主治医、産業医、精神科専門医等の意見を踏まえ、乙による当該社員に対する安全配慮義務ないし健康配慮義務の履行として、当該社員の

業務内容や職場環境の調整内容に十分に反映すること。その際、パワーハラスメント等のトラウマティックなストレス要因については、トラウマ症状等の出現を伴うことがあるという指摘を踏まえて、その社員の職場復帰後も健康状態をフォローアップし、明らかにパワーハラスメントではないことが確実な資料によって認められる場合を除き、精神科専門医等の意見も踏まえ、業務内容や職場環境の見直しを随時行うこと。

　ストレス要因を適正に把握するということが安全配慮や健康配慮の出発点です。（**再発防止５**）は（**再発防止４**）で把握したストレス要因への対策についてです。

　これには本人・主治医と産業医、もしくは、産業医が内科や外科の場合は精神科専門医のそれぞれの意見を踏まえ、業務内容や職場環境の調整を行うこととなっています。安全配慮義務ないし健康配慮義務を果たすためには、このことを履行しなければならないとしている点が今回の和解条項の一つのポイント、特徴的なことです。

　産業医でも精神疾患に詳しくないことはよくあります。精神科が専門ではない場合は、社員が不満を言ったり、問題行動を起こしたときに、その社員の性格や人格を原因にすることもあります。問題行動が精神疾患に基づく症状だとわからないケースもあり、精神科専門医による評価は非常に重要です。うつ病を前提としてしまい、不安や焦燥感、怒りなどを適切に評価ができないケースがけっこう見受けられます。精神科症状は多様であり、トラウマ症状は評価が難しいからこそ、精神科専門医の意見が重要となります。

（再発防止６）
　自死事案については、上記（再発防止４）で把握した当該社員

> のストレス要因について十分に調査を行い、その調査結果につ
> いて、希望する遺族に対して丁寧に報告すること。また、遺族か
> ら追加調査の要望等があった場合には、可能な限り、それに対応
> すること。

　これまで過労死や過労自殺の事案に取り組んでいて、自死した社員の
家族から「ハラスメントではないか」と当該企業に調査を要請しても、
まったく対応してもらえないことがありました。
　しかし、社員・遺族から調査の要請があったときには、きちんと調査し
なければなりません。遺族に対して調査結果をきちんと報告する。遺族
がまだ不十分だと考えたり、調査できていないと指摘された場合は、さ
らに追加で対応することになっています。

2. 再発防止に向けた取り組み

　トヨタの「再発防止に向けた取り組み」は「風通しのよい職場風土づ
くり」、「パワーハラスメント行為を行わないマネジメント」、「メンタ
ルヘルス不調者に対する適切な対応」などの施策について取り組みを進
め、社内からパワーハラスメント行為の撲滅を目指しています。
　具体的には、次の［1］～［5］です。

> **［1］声を出しやすい職場づくりに向けた取り組み**
> 　令和2年4月に、これまでの相談窓口を「スピークアップ相談
> 窓口」に統合し、匿名での通報、職場の同僚や家族など第三者か
> らの相談も受け付けているほか、若手社員に対する毎月のアン
> ケートの実施、職場の身近な相談先として、職場相談員の設置を
> 進めております。こうした施策を通じ、従業員の困り事や、職場
> の課題を早期に発見・解決してまいります。

窓口を「スピークアップ相談窓口」に一本化することになりました。しかも、Webでも相談を受け付けることになっています。

特に入社3年までの従業員の約1,600人に対しては、月1回、アンケートを実施しているとの報告を受けています。そのアンケートは、仕事、人間関係、体調、労働時間などについて回答してもらい、コメントを自由記述できる構成となっています。対象者の8割以上が回答しています。

その結果は、心理士を含む人事スタッフがすべて確認し、気になるコメントをした従業員の悩み相談をしたり、精神科医などを紹介したりしています。

［2］ パワハラに対する厳格な姿勢を就業規則に反映

令和2年4月に就業規則を改定し、パワハラの禁止、およびパワハラを行った際の懲罰規定について、より明確に記載いたしました。

パワハラを行った際の処罰規定を明確に就業規則に記載しました。社長からのメッセージも含めて、明確に記載したことが非常に重要です。

［3］ 異動時における評価情報の引継ぎの強化

令和2年10月に、従業員の評価や、ポスト長の職場マネジメントに関するアンケート結果などの個人情報を一元管理するシステムを導入しております。これによって、過去の評価や人事情報を確認することが可能となり、今まで以上に本人の適性を踏まえた業務アサインを行い、過去から一貫性のある育成を実施してまいります。

ハラスメントした人の人事情報を一元で管理し、懲罰があったことな

どを履歴として残します。

[4] マネジメントに対するパワハラの意識啓発

令和2年4月より、すべての幹部職・基幹職を対象に、パワハラ防止の教育を再度実施しております。また、評価基準を見直し、今まで以上に「人間力」のある人材、周囲へ好影響を与え信頼される力を持つ人を評価します。加えて、役員、幹部職・基幹職を対象に、360度アンケートを導入いたしました。対象者の強み・弱みに関する周囲の声を集め、本人にフィードバックすることで、自らの行動を振り返り、改善につなげてまいります。

「再発防止に向けた取り組み」で一番重要だと考えられるのは、ハラスメント傾向のある人が簡単に出世できない人事評価システムにしたことです。

ハラスメント事案では、現場をうまく回し、仕事ができる上司だが、部下への当たりがすごくきついという傾向がよく見受けられます。きついだけではなく、精神的攻撃のような度が過ぎた言動をする場合もあります。従来、仕事がよくできると評価される人のハラスメントに対して、上役は目をつぶりがちでした。トヨタもそのような成果主義で、仕事ができる人が評されてきたのではないかと考えられます。

しかし、「再発防止に向けた取り組み」において、いくら仕事ができても、こういう人は出世できず、管理職への昇格を見送ることにするとトヨタから報告がありました。指導力に加えて、広い視野で部下をきちんとケアができることが管理職にふさわしいと評価され、そうでなければ出世できないことになりました。

これはある意味、企業の価値観の転換です。組織人は自分がどのように評価されるのかに目がいきます。ハラスメントにあたる言動をする人

は評価されず、出世できないとなれば、組織人に与える心理的影響は大きく、ハラスメントの抑制措置、再発防止策として効果があると思われます。

> ### [5] 休務者の職場復職プロセスの見直し
> 　令和2年5月より、休務者の状況把握、復職可否判断、職場復帰後の職場環境面を含むケアについて、産業医、人事労務スタッフ・職場がこれまで以上に緊密に連携し、本人のコメントや主治医の意見も踏まえ、円滑な職場復帰をサポートする体制を構築してまいりました。今後も、体制改善に向けて努力してまいります。

　産業保健部門と人事部門と職場の上司とが連携することに加え、（**再発防止5**）の再発防止条項を踏まえて、精神科専門医の意見を反映することが重要です。トヨタでは、精神科医が常駐するセンターを設置したことで、産業医も労働者も精神科医に相談できることになりました。企業の職場復帰支援策としてほかの企業にも見習ってもらいたいと思っています。

　以上の報告に加えて、立野弁護士は次のようなことを述べています。

　パワハラの予防に関しては、パワハラの専門家に「そもそもパワハラは予防することは難しい」と指摘されたことがあります。確かに、難しいことですが、それでもできることは何かあるはずです。今後も議論を重ねて、パワハラが起こらないような仕組みを考え、別の事件の和解にも盛り込んでいきたいと思っています。（『労働と健康』第291号，2022年5月）

4 予防策に対する検討

　トヨタパワハラ自殺事件の「パワハラ防止策」について、「職場のメンタルヘルス事例研究会」ではさらに検討を加えることにしました。長時間労働の防止は時間管理の厳格化など具体的な対策が想定できますが、職場の諸事情や労働者の置かれた状況、人間関係が関わるパワーハラスメントを防止するにはどうすればいいのか。トップが意思表示することは重要ですが、現場で確実に予防するためにはさまざまな工夫が必要であると考えられます。トヨタが提示した「パワハラ防止策」について、労働組合、精神科医師、公認心理師（産業カウンセラー）から気になる点を報告する形で議論を重ねています。ここでは、その意見について紹介していきます。

1. 労働組合の立場から

　化学一般関西地方本部書記長の海老原新さんは、労働組合の意見をまとめて次のように整理されました。

　大企業なのだから、パワハラだけに目を向けるのではなく、ほかのハラスメントでも人権侵害の認識に立ち、あらゆるハラスメントの撲滅を強く打ち出してほしいと思います。化学一般関西地本の執行委員に意見や感想を求めたところ、おおむね「よく考えられた、よく練られた内容」だという回答でした。

　一方で、懸念される点は、実践されるかどうかという点や研修などの対象が限定的である点です。実践されなければ意味がなく、逆にいっそう隠ぺいが行われる可能性もあります。そうした点を踏まえて、常にトップが繰り返し発信していくことやチェックや改善を図っていくことが不可欠だと感じました。

■主な指摘

　懸念として、トップの意思や考えがきちんと全体にいきわたり、法令遵守が実践され、隠し事が行われない風土づくりをどこまで行えるか。再発防止については、小さな事故やミスが体調不良によって生じていないかという視点、検証。可能な限りハラスメントの背景（要因）を探る。緊急避難的措置や中長期的な措置を検討。職場環境の悪化、労働者の健康状態に目を向ける。常に目に見える啓発。常態化、形骸化しないように五感に訴える手立てが必要ということが指摘されました。

　研修については、年1回が妥当なのか。内容も熟考が必要。若手アンケートは誰が見るのか。もみ消し、新たなハラスメントの発生、スルーにならないかという指摘がありました。職場相談員の研修、育成マニュアルへの人権尊重の明記、教育やフォローの強化の内容がどうなるかについての指摘もありました。また、研修内容の実態を把握しておくべき。管理職に「このような発言がパワハラ」だとか、「このように接してください」と伝えるだけでなく、被害者側の研修でも、自分も加害者になりうることを認識させるべき。ちなみにうちは管理職には研修がありますが、一般職には相談窓口の電話番号の紙を渡されて終わりです。トヨタという大きな（グローバルな）企業でも、このような対策が今までできていなかったのかという思いもあるし、こういう対応ができるのも大企業だからこそだとも感じました。

　パワハラの有無を判断する時点から、第三者専門家による意見聴取ができればいい。化学一般なら労組や産業医への意見聴取を提言できると思いますが、会社寄りのトヨタ労組がそれをできるのか。産業医も会社にはたてつかないでしょうし、世界のトヨタの役員に意見を言える人はいないでしょう。

　大きな組織だけに、本社と現場との温度差や対応に差が出ないのかも気になる点です。非正規社員も多いと思うので、その対応はどうなってい

るのかも気になります。細かいところでは下記の2点が気になりました。

①再発防止に向けた取り組みの［1］に「若手社員に対する毎月のアンケート実施」とあるが、なぜ若手のみなのか。それ以外の人はどうするのか。形骸化しないかという懸念。

②再発防止に向けた取り組みの［4］に、360度アンケートを利用して上司の強み・弱みを本人にフィードバックするとあるが、そもそも上司を批評することができる雰囲気なのか。新たな火種にならないかと感じます。これがきちんと実践されているかを評価する方法が気になります。

　再発防止に向けた取り組みが行われた結果、メンタル不全で休職（もしくは離職）する人が減っているか、働きやすい職場になったかなどが、アンケート調査で実態が見えてくるのか。就業規則を改定しパワハラを行った際の懲罰規定をより明確に記載したとありますが、そうしなければパワハラがなくならないという判断なのか。

　「職場相談員の設置を進めております」は、いつからなのか。パワハラを受けて精神的に弱っている人の中には、外部の人のほうが話しやすい人もいるのではないか。

2. 精神科医師が考えること

　次に吉田病院の精神科医師である鈴木基之先生からのコメントを紹介します。

　トヨタはこの件に関して、真摯に対応したように思いました。遺族への謝罪や亡くなった本人へのねぎらい、内省、提言などが述べられたことは、これまで日本の大企業ではあまり見られなかった対応なのかと。企業としてリスクマネジメントがよくできているなと思いました。また、このような対応は、パワーハラスメントなどトラウマティックな出来事において加害者が被害者に対してできることの見本になるように思

います。

（再発防止２）と（再発防止３）に記述されているパワーハラスメントの判断とそれへの対応に関して、気になる部分があります。

パワーハラスメントと判断されなかった場合について書かれていません。訴えた本人に「パワーハラスメントではありませんでした」と告げるだけで終わるのであれば、かなりの証拠がなければ訴え出ることができなくなってしまうのではないかと懸念されます。

そもそもパワーハラスメントの判断は厳密なものではなく、加害者、被害者の文化的背景、主観、情動概念、体調、精神状態なども影響する曖昧さを含んだものです。被害者がパワーハラスメントと感じた時点で齟齬が生じており、できれば当事者同士で、難しければ第三者が介入して解消していく姿勢が望まれます。その際にも、加害者を罰することを目的とするのではなく、その事例をもとに何が問題だったのか、どうすればよいのかを冷静に話し合うことができれば一番いいのではないかと思います。

（再発防止５）の「パワーハラスメント等のトラウマティックなストレス要因については、トラウマ症状等の出現を伴うことがあるという指摘を踏まえて、その社員の職場復帰後も健康状態をフォローアップし、（中略）精神科専門医等の意見も踏まえ、業務内容や職場環境の見直しを随時行うこと」の部分は、中谷先生の医学意見書により、人間関係で生じる軋轢が人の心を大きくむしばむことを会社も認めた大きな前進だと思います。

これまでは、精神科医のなかでもあいまいなうつ病の診断を当てはめて、起きている症状の原因をあいまいにしていた気がします。精神科医も、うつ病で労災というのはなんだかしっくりこないものがあったと思います。

「スピークアップ相談窓口」はパワーハラスメントに関する情報の拾

い上げに関して、評価できると思います。ただ、拾い上げた情報に対して、誰がどのように行動するのかが難しい問題かと思います。

　私が現在、外勤先の病院で行っている方法は次のとおりです。私が被害者から話を聞き、まずは情動の安定化を図ります。時には物事のとらえ方（認知）についてアドバイスもします。問題から距離をとり、休息も図ってもらいます。問題となった行動に関して、職責者が調査をし、合理的配慮を私と一緒に考えます。被害者は精神科医と職責者に味方になってもらえている感覚もあり、ある程度うまくいっているのかと思います。

3. 産業カウンセラーの立場から

　いくつかの職場に産業カウンセラーとして関わってきた福田茂子さんにも、気になる点をコメントしていただきました。

　本件裁判で、「世界のトヨタ」が一人の労働者の自死に対して、パワハラが要因と認め、会社の監督責任に言及したことと、今後の再発防止に向けて正面から取り組む姿勢に、これまでの大企業のイメージを変えたのは私だけではないと思う。

　これは、トヨタ社長個人の人間性によるものではなく、このような状況を放置してきたことで、産業界全体が衰退の危機に瀕しているのではないだろうか。これまでの無数の労働者の、そして遺族の闘いがあってこそ、問題に気づかせたのはもちろんだが、国をあげてのパワハラ防止政策は、産業衰退に歯止めをかけるための必然の施策なのだと思う。

　本件の和解で謳われている防止策は、そのほとんどが国の法令、指針に基づいており、事業主による方針の明確化、周知啓発、相談体制の確立、事後対応、管理者や社員に対する研修などは、すでにすべての企業に義務づけられている。しかし、トヨタがこの不幸な事例に学び、遺族に向けて毎年、真摯に報告する義務は「絵に描いた餅」にさせないため

にも有効だろう。

パワハラの加害者となりうる人は、成績が優秀だったり、自身の功績を上司にアピールできる人であることが多い。そのような人を前に、被害の訴えがあったときに誰が調査をするのかが、ここでは明らかではない。第三者の専門家意見を聴取するまでに事実がゆがめられないだろうか。パワハラ調査委員会は、当初から専門家を入れた第三者機関が必要ではないだろうか。

また、パワハラが起こる背景の調査はどうするのか。想定されるパワハラは、企業の絶対的なノルマに基づき（これこそパワハラ）、まるでハラスメントのトリクルダウンのように、最終的に末端の労働者が被害を受けることになる。そもそも職場にあるストレスを見落とさないようにするためには、「個人の資質」に帰すべきではないと思う。

戦後、あるいはバブル崩壊以降、企業の戦略として横のつながり、家族のつながり、地域のつながりが断絶されてきた。被災する側は、受けた傷を癒す場所を失っている人が多い。単身赴任、労働者の分断（これはコロナ禍でいっそう加速してる）など、労働者が一日の疲れを癒す場所をことごとく奪ってきている。

労働者・労働組合は意識して、今日の疲れ・ストレスが明日に残らないような働き方を実現する必要があり、それは国民全体、労働者自身も取り組んでいく必要がある。

4. 職場復帰支援の経験から

医療関係の職場で職場復帰支援の経験のある中島昌明さんからは、安全衛生との関わりでコメントいただきました。

本件の和解に伴う労働災害における権利擁護は大きな意義があると考えます。職場で逃げられない環境に置かれた場合、たとえばストレス要因の人が大きな影響力を持っていたり、ハラスメントを訴える機会がな

い、小さな職場であるため人事異動の可能性がないなど、回避しがたいストレスにさらされた場合、人は心に深い傷を負います。体に負う傷と同様に、切り傷であれ、擦り傷であれ出血が止まり、一定の回復をみたとしても元の状態ではありません。傷跡は身体の表面あるいは奥深い場所に被害者のダメージとして残ります。

　これまで心的外傷後ストレス障害（PTSD）は戦争体験のような生死にかかわる体験など強いダメージを受けた場合に発病すると認定されていました。大きな傷を負わないと認定されない、しかもいったん症状がおさまれば治ったものと見なされてきました。

　しかし、今回の和解では、職場復帰した被害者の精神疾患がいったん寛解したものの、ハラスメントを行った上司の近くの席で勤務させるなど、職場運営での配慮が欠如したことが、自殺にいたる大きなリスクであると明らかにしました。その意味で大きな意義があります。

　身体の傷もそうですが、より複雑な構造を持つ「脳」は、ストレスによって傷つけられた後の回復は容易ではなく、長期にわたり影響を及ぼします。ベトナム戦争などの紛争で多くのPTSD患者を抱える米国では、たとえ生命の危機に直面しなくとも類似の症状が起きることが知られています。これまでは、職場復帰し、精神科での治療を中断した労働者の被害を、日本の司法はほとんど認めてきませんでした。その意味で新たな道を開いたと思います。

　さらに社会に大きな影響を与えたことは、世界的な大企業であるトヨタが再発防止策を明文化し、公表したことです。被害者遺族には向こう５年間、再発防止のために行われた調査結果が報告されます。これはトヨタと関連企業にとどまらず、多くの企業の安全衛生の実施に大きな影響を与えることが予想されます。ただ、安全衛生の取り組みを長期にわたり安定して継続させるには、企業や労組のトップが変わっても継続され、内容がその時代の研究成果や社会状況を踏まえて更新される仕組み

が必要です。

　今回の和解では、ハラスメントを起こした従業員への懲罰が強調されているように思えます。トヨタに、労働者に甚大な被害を与えたというイメージを少しでも小さくしたいとの意図があったとも推測されます。

　私自身、医療関係の労働組合において、労働安全衛生活動に取り組んできた経験があります。労働安全衛生は、労使が対等の立場で職場の状況を分析し、健全な環境が維持されているかを確認する活動です。問題があれば、企業代表と労働組合執行部が速やかに改善を行う義務を負います。しかし現状においては、企業・労働組合ともに、その意義の理解が浅く活動が不活発のように思えます。労働安全衛生委員会は、労使同数の委員が出席し対等に意見を述べる場です。使用者には労働時間内において労働組合委員の出席を保証した上で委員会を開催する義務があります。仕事が忙しかったから出席できなかったというのは使用者の怠慢です。

　和解には被害が発生した後の第三者機関の設置や調査が盛り込まれています。これ自体、非常に画期的なことです。しかし、第三者機関を設けなくても、労働安全衛生委員会が健全に機能し、企業が法律・社内規程・労使協定を遵守すれば、ハラスメントは予防できるはずです。

　また、ハラスメントや安全衛生に関する集合研修は重要ですが、その前提として意識の変革が必要です。よく言われることですが、ハラスメントを起こしそうな上司は研修に参加したがりません。自分の持っている価値観を否定されるような研修を意識的に回避し、「時代の流れではあるが、俺たちはこのやり方でがんばって成果をあげてきた」といった意識を拭いきれずにいます。そのためには、職場を単位とした小規模な研修の積み重ねなども必要ではないでしょうか。

　同時にハラスメントをした従業員への懲罰的側面が強調されており、防衛化、陰湿化しないか懸念されます。私が以前、受けたパワハラの研修では「語尾は必ず『です、ます』調にしてください。文章化されたとき

の印象が違います」と講師が言っていました。セクハラではパソコンの壁紙がアイドルの水着写真でOKか否かが話題になっていました。本質を大きく見誤っています。

　いま、感染症やロシアの侵略などで経済が大きな困難を抱え、労働者の失業が問題となっています。テレワークなどの普及により労働者間のコミュニケーション、意思疎通の方法も大きく変化しつつあります。労働者自身が職場の安全と健康的な労働環境を取り戻す努力がより必要とされています。従来の運動を踏襲するのではなく、抜本的な意識の変革が必要となります。

　トヨタパワハラ自殺事件をきっかけに、「職場のメンタルヘルス事例研究会」において、初めてともいえる「予防」をテーマに掲げた取り組みを行うことができました。これは研究会をスタートした当初からの大きな目標でもあります。

　職場の問題に目を向け、当事者からの声を聞き、事例を大切に扱うとともに、医学的な問題、法的なアプローチなどさまざまな視点から研究会を重ねてきたからこその到達点なのではないかと思います。

　職場は日々変化し、労働者の心をめぐる問題も変化し続けています。これからもそうした労働現場に目を向け、現実を把握し、医学や法律を学びながら、労働者が健康に働けるためにはどうしたらいいのか考える研究会を継続していきたいと思います。

寄稿1 　労災におけるトラウマの取り扱いについて
吉田病院　精神科医師　中谷琢

　一般的に、心身に不快をもたらす要因をストレスと呼ぶが、ストレスが非常に強い心的な衝撃を与える場合に、その体験が過ぎ去った後も体験が記憶の中に残り、心理的な影響を与え続けることがある。このようにしてもたらされた心理的な後遺症のことを、「トラウマ（心的外傷）」という（以後、心的外傷を「トラウマ」、トラウマが与える心理的な影響を「トラウマ反応」とする）。トラウマ反応は、PTSD（心的外傷後ストレス障害）が代表的だが、うつ、心身症、適応障害としてもあらわれる。いずれも極度のストレスに対する人間の正常な反応である。トラウマの主な症状には、「再体験症状（侵入症状）」、「回避症状」、「認知と気分の陰性変化」、「過覚醒症状」の4つがある。

1. PTSDの診断について

　「精神障害の診断と統計マニュアル（DSM-5）」によると、PTSDは、出来事が診断基準のA基準にあてはまる場合、診断される（表1）。

　実際は、出来事がA基準に当てはまらないようなストレス（特にハラスメントなど）はいろいろと起こりうるが、今の診断基準では、出来事がA基準に当てはまらない場合、いくらトラウマの症状があったとしてもPTSDの診断基準には当てはまらなくなってしまう。

　ストレスによる反応がトラウマになるかどうかは、上記の4症状があるかどうかによるという考え方もある。トラウマを考える観点として、出来事とその反応の両方が診断基準を満たすことが望ましいが、後にも述べるように、実際上、両方を満たすことが難しい場合も多いため、出来事とその反応を分けることも一つの考え方である。

表1　心的外傷後ストレス障害

診断基準　309.81（F43.10）A基準

実際にまたは危うく死ぬ、重症を負う、性的暴力を受ける出来事への、以下
のいずれか1つ（またはそれ以上）の形による曝露。

（A）心的外傷的出来事を直接体験する。

（B）他人に起こった出来事を直に目撃する。

（C）近親者または親しい友人に起こった心的外傷的出来事を耳にする。家
　　　族または友人が実際に死んだ出来事または危うく死にそうになった出
　　　来事の場合、それは暴力的なものまたは偶発的なものでなくてはなら
　　　ない。

（D）心的外傷的出来事の強い不快感をいだく細部に、繰り返しまたは極端に
　　　曝露される体験をする。

注：（D）は、仕事に関連するものでない限り、電子媒体、テレビ、映像、また
　　　は写真による曝露には適用されない。

日本精神神経学会日本語版用監修『DSM-5 精神疾患の診断・統計マニュアル』2014年、
医学書院より抜粋作成

2. 職場起因性ストレスとトラウマ

　文献①（p.152、文献については以下同様）によると、職場起因性ストレ
スは、大別して（ア）と（イ）の2つのストレスに分けられる。

　（ア）長時間労働に代表される過重労働、個人的適合性を欠く職務遂行
などの慢性・持続性ストレスと抑うつ状態と、（イ）嫌がらせ・いじめ・
セクハラ・パワハラなどのハラスメントおよび凄惨な職場事故の体験・
目撃などのトラウマティックな出来事への単回性・反復性ばく露などと
トラウマ反応の2つである。実際の職場でのストレスは、上記2系列の

職場起因性ストレスが複合的に絡み合って作用している。

　続いて文献①では、どちらのストレスに関しても、労災認定基準においては、心理的負荷の強度（心的衝撃度）は個人の主観的な受け止め方でなく、同種の労働者が一般的にどう受け止めたかという観点から評価すると定められている。そういう観点で総合的に判断すれば、ハラスメントによる労災認定の精神障害は、同種の労働者が一般的に受ける処遇を大きく逸脱するほどの基準であり、その発現した症状は多様であってもトラウマ反応の診断領域に入ると考えられる。

3. 臨床におけるトラウマの重要性

　文献②では、トラウマ反応がDSMに記載されたもの以外にも存在することを指摘している。そして、トラウマ反応がすべての精神疾患に存在しうること、トラウマ反応の治療が精神科の治療現場でとりわけ大事であることが記載されている。

　また、文献①には、トラウマ反応がうつ病関連障害に重複する場合も多く、治療場面においては「トラウマという視点からみた臨床的対応」を重視すべき事例も少なからず存在するとあり、治療においてトラウマを考慮する重要性が述べられている。

　著者の臨床実感としても、診断が何であったとしてもトラウマがあるかどうかを評価することは非常に重要で、トラウマを見落としていると治療上良くならないことはよくある。また、企業のメンタルヘルス対応にとっても、トラウマという視点がなかったために二次被害が生じ、当事者と会社にとって非常に困難な事態になる場合は多くあると考えられる。

　トラウマ症状について、DSM-IV-TRではPTSDの診断基準に則って説明する必要があった。

　今回、DSM-5では、適応障害とPTSDの連続性が重要視され、文献③

にあるように、基準Aを満たさないPTSD症状、PTSD症状基準を満たさないSubsyndromal PTSDも適応障害に入ることとなった。これは、トラウマ反応が評価され適応障害に入ったともいえる。

実際の臨床では、PTSD診断基準の基準Aを満たさないPTSD症状や、PTSD症状基準を十分に満たさないSubsyndromal PTSDのような状態も多い。DSM-5の適応障害に関しては、ストレスの内容は別としてPTSD症状基準をある程度満たすトラウマ反応を含んでおり、トラウマ反応がある適応障害を分けるためにSubsyndromal PTSDの診断基準を認めるようになった。

文献④にあるように、トラウマ関連障害は決して発見しやすいものではないといわれている。理由は、そもそもフラッシュバックの記憶自体が患者にとって想起したくないものであること、患者の恥と罪の意識、フラッシュバックなどの専門的な概念について患者側は知らないため、診療者の側が丹念に症状を聞かないと出てこないものである。特に「再体験症状（侵入症状）」と「回避症状」にその傾向が強い。

以上のことから文献⑤にあるように、トラウマ関連障害の発見が困難なのは、患者自らトラウマの症状について訴えることが少ないため、診療者側の問題といわれている。医師がトラウマの評価を十分に行えない背景には、労働でのハラスメントが文献⑥にあるPTSD診断基準のA基準をそもそも満たしていないこと、トラウマを初めから軽視してきちんと診断していないことが考えられる。ちなみに文献⑦には、トラウマの被害者に対して研究者や臨床家も被害者の性格によって説明しようとする傾向があることが書かれている。

4. 心的外傷と症状の継続性

心的外傷の特徴として文献⑧にあるように、フラッシュバックをはじめとするトラウマ関連症状は生涯消えなくても不思議ではなく、症状の

継続性がいわれている。そして、PTSDの診断基準にあるように心的外傷的出来事に関連する刺激により、症状が出現する。

　文献⑨にあるように、ベトナム帰還兵が戦争から帰ってきてから悪夢に悩まされるといった、当座は問題なくても後から出現する症状もある。そのため、適応障害では、基本的に一度症状が消えれば治ったと考えるが、Subsyndromal PTSDの場合、厳密にいうと、トラウマ症状のない適応障害とは異なり一度症状が消えても周囲の状況によって症状が出現する。

5. トラウマ後の本人の症状（トラウマ反応）について

　トラウマ後、診断基準にあるようにさまざまな症状が出る。それをトラウマ反応という。トラウマ反応を大きく分けると、本人しかわからない「再体験症状（侵入症状）」、「回避症状」と、周囲にもわかる「認知と気分の陰性変化」、「過覚醒症状」の2つに分かれる。

　「認知と気分の陰性変化」に関しては、DSM-5のPTSDにおけるD基準の、特に自分自身や他者、世界に対する持続的で過剰に否定的な信念や予想、自分自身や他者への非難につながる、心的外傷的出来事の原因や結果についての持続的でゆがんだ認識、持続的な陰性の感情状態などが当てはまる。

　「過覚醒症状」に関しては、DSM-5のPTSDにおけるE基準の、人や物に対する言語的または肉体的な攻撃性で通常示される、いらだたしさと激しい怒り、無謀なまたは自己破壊的な行動などが当てはまる。これらの2つは、トラウマ反応という視点がない場合、本人の性格の問題と評価されてしまう可能性もある。そのため、トラウマの視点で物事を整理することは非常に重要である。

6. トラウマの対応について

　こころの外傷（トラウマ反応）の治療は、難しいので専門家に任せるこ

とが基本となる。そのため、職場での対応は、周囲で温かく見守るのが基本となる。

　そして、治療と回復のためにはまず診断が大事であり、最初に次のことを伝えることが重要である。

①症状は精神病や神経症の症状が消えるようには消えないこと。

②外傷以前に戻るということが外傷神経症の治癒ではないこと。それは、過去の自分の歴史を消せないことと同じである。

③症状の間隔が間遠になり、その衝撃力が減り、内容が恐ろしいものから退屈、矮小、滑稽なものになってきて、事件の人生における比重が減って、不愉快な一つの出来事になっていったら、それが成功である。

④今後の人生をどう生きるかが大切なこと。

⑤薬物は、多少の助けにはなるかもしれないこと。

　初期に信頼関係を確立すれば、外傷関連のアートセラピーに移り、そうすると本人が徐々に外傷を語るようになる。治療者は、動じない静かな聞き手にとどまるのが良く、好奇心が禁忌であることはいうまでもない。

　PTSDは、精神疾患の中で原因がはっきりしている疾患である。そして、精神医学の歴史上、賠償神経症との関連がいわれている。なので、理屈上、損害賠償請求になりやすい面がある。ただ、トラウマがあるからといって、どこまで損害賠償を妥当と考えるかの決定は難しい。

7. まとめ

　一般的な意味で使用されているトラウマと精神医学的に認められるトラウマは異なる。職場において精神医学的なトラウマ（トラウマ反応）を見分けることは、メンタルヘルス上でも労災保険上でも重要である。労災保険上トラウマが認められることは現状難しいところがあるが、最近では労災保険上の認定基準に当てはまるハラスメントに関しては、トラウマと考えることが妥当という話も出てきている。

さらに診断基準がDSM-5になり、今まで認められにくかったPTSDの診断基準のA基準に当てはまらないトラウマ反応が、適応障害の中のSubsyndromal PTSDとして認められるようになってきている経過もある。ただ、トラウマの発見は、正確には医療者側の問題であり、現実的な状況では対応の難しさがある。また、トラウマは専門的な対応が必要であるし、法律上も損害賠償請求につながりやすい面があるため、いろいろな注意が必要である。今後も学習を継続できればと考えている。

＜参考文献＞

文献①：『トラウマという視点からみた職場起因性ストレスと
　　　　労災補償の現状』精神医学　57（8）636－648　2015

文献②：『PTSDの治療』臨床精神医学　36（4）417－433　2007　P419

文献③：『心的外傷およびストレス因関連障害群』
　　　　精神経誌116（8）702－706　2014

文献④：『いじめ被害とPTSD』精神科治療学　29（5）633－638　2014

文献⑤：『徴候・記憶・外傷』みすず書房　P96

文献⑥：『DSM-5　精神疾患の診断・統計マニュアル』　医学書院

文献⑦：『心的外傷と回復』みすず書房　P183

文献⑧：『徴候・記憶・外傷』みすず書房　P115

文献⑨：『PTSD（心的外傷後ストレス障害）』　星和書店　P43～44

（出典：『労働と健康』第268号，2018年7月）

寄稿2 **トラウマをめぐる裁判・労災実務上の諸問題**
吉岡・立野法律事務所　弁護士　立野嘉英

1. 裁判・労災実務においてトラウマが視野の外に置かれる背景

　精神科医である中谷琢先生が「労災におけるトラウマの取り扱い」について解説されたが、裁判実務および労災実務においても、これまでトラウマについて十分に位置づけられ議論されてきたとはいいにくい。

　このトラウマを位置づけていくことは、法律上の適正な補償につなげるのみならず、職場のメンタルヘルスの実践においても、極めて重要な課題となってくる。

　まず、現在の裁判実務および労災実務では、精神疾患の発病の有無および疾患名の特定はICD-10に則って行われているが、ICD-10においては、トラウマを精神疾患の症状と明確に位置づけて記述しているのは、「F43.1心的外傷後ストレス障害」（PTSD）のみである。ところが、PTSDは、出来事に関する基準A（自然災害、戦争、激しい事故、他人の変死の目撃、拷問、テロリズム、強姦など）が診断要件になっている。そのため、そのような破局的な出来事でない限り、裁判実務および労災実務では、トラウマは視野の外に置かれることとなる。

　もっとも、米国の診断基準であるDSM-5では、出来事基準Aを満たさないが、PTSDの症状が存する場合が認められており、それを「適応障害」と診断することと記述されている。しかし、適応障害において、このようなトラウマ症状が伴う類型があること自体、十分に意識されてきたとはいいにくい。このようにPTSDを発病するようなレベルのストレス要因でなくても、トラウマを伴う症状があることが看過されてきたため、今後は以下のような点が裁判・労災実務において問題となり得る。

2. 「治癒」・「再発」の判断

　まず、精神疾患の発病について労災保険法上の業務起因性が認められた場合、いうまでもなく、労働者は療養補償給付や休業補償給付などの労災保険給付を受給することが可能となる。もっとも、療養によって症状が軽快し、症状が安定したとなれば「治癒」したとされ、療養補償給付や休業補償給付の支給は打ち切りとなる。

　トラウマ症状の場合、外形上は症状が安定し、それ以上の医療効果も期待できない状態が継続することもあるため、トラウマを抱えていても「治癒」と判断されてしまう危険性がある。適応障害では、通常はストレス因の終結から6ヵ月を経過して症状が持続せず、治癒するという記述があるため、6ヵ月経過した時点で治癒と判断される可能性がいっそう高い。また、いったん治癒したと判断されると、症状が再燃した場合に、精神障害の認定基準では、それは新たな発病とみなされてしまい、改めてその発病についての業務起因性が認められなければ、労災給付は認められなくなってしまう。

　たとえば、上司Aのハラスメントによって、労働者Bが体調不良をきたし、「適応障害」と診断され休業を開始したというケースを想定してみよう。労働者Bは、休業をして職場から離れたことで症状が軽快し、その状態が一定期間継続したため休業開始から6ヵ月後に職場復帰をし、元の上司Aのもとで仕事を開始した。

　上司Aは、会社から労働者Bに対する指導の方法を注意されたことにより、労働者Bに対する明確なハラスメント言動をしなくなり、労働者Bも職場復帰後、一定期間がんばっていたが、上司Aと毎日顔を合わせ、通常の会話をするだけでも、過去のハラスメントを思い出し、体調が悪くなった。

　こういったケースは、支援をする側もよく経験するのではなかろうか。上記ケースにおいて、労働者Bの当初発病した適応障害は、治癒し

ていなかったから、後の休業も労災であると主張することもできよう
が、適応障害が通常は6ヵ月間を超えて持続しないというICD-10の記
述もあるため、再び体調が悪化した時点では前の適応障害は治癒をして
おり、新たな発病とみなされる可能性もある。

　そうすると、職場復帰後には上司Aの明確なハラスメントはないた
め、労災とは認められないことになってしまうのである。

　常識的に考えれば、職場復帰後も異動がなく、上司Aのもとに配属さ
せたことが誤りであることは誰でも気づくであろうが、外形的には前の
ハラスメントから6ヵ月以上経過しているような場合には、適応障害が
治癒したと言われてしまう可能性が高くなる。実質的には、ストレス因
である上司Aに対する脆弱性が、「心のキズ」として残っているはずで
あり、これを前の適応障害が治癒していないと説明するか、あるいは「再
発」（新たな発病）であるとしても、前の適応障害とは医学的な因果関係
があるという説明をするしかない。いずれにしても、ストレス因に対す
る脆弱性としての「心のキズ」を説明できるのは「トラウマ」概念であ
るように思われる。

3. 後遺障害としての評価

　裁判・労災実務では、病気が治癒した場合、後に残る症状を「後遺障
害」として評価していくことになる。そこで、トラウマ症状を、後遺障害
として評価していくことが考えられる。

　裁判・労災実務における後遺障害の認定は、基本的には労働能力喪失
レベルで評価されることになる。簡単にいえば、労務への支障レベルで
ある。非器質性精神障害の後遺障害等級は、その精神障害の程度に応じ
て、第9級、第12級、第14級の3段階に区分されている。

　中谷先生が解説されているようにトラウマが治療者にとっても発見困
難な側面があるとすれば、トラウマ症状によって、労務にどのように支

障が生じているといえるのか、その判断をするためには本人からの慎重な聴き取りが必要になってくる。

4. 障害者に対する合理的配慮および安全配慮の内容として

2016（平成28）年4月1日に施行された改正障害者雇用促進法では、障害者に対して、合理的配慮を提供することが事業主の法的義務となっている。障害者には、精神障害者も含まれており、2018（平成30）年4月1日からは、障害者雇用義務の対象に精神障害者が加わった。

合理的配慮とは、障害者と障害者でない者との均等な機会や待遇の確保、障害者の有する能力の有効な発揮の支障となっている事情を改善するための必要な措置であり、どのような措置を講ずるかは、個々の障害者である労働者の障害の状態や職場の状況に応じて異なるとされる。したがって、個々のケースにおいて、障害としてのトラウマに対する合理的配慮を、職場として措定・実践していく必要がある。この場合、本人および治療者との協議は不可欠であろう。単に業務を軽減し、残業を禁止するということのみでは、性質上不十分であろう。

先ほどのケースのごとく、ハラスメント加害当事者から離すということは当然の配慮の内容となり得るが、トラウマ症状として、否定的な認識や感情が周囲や職場に対しても持たれる可能性もあるため（D基準参照）、加害当事者と離すことで足りるのか、本人にとって安心・安全な職場とは何か、職場が現実的に対応可能な条件なのかも含めて、慎重に協議を進めなければならないであろう。

（出典：『労働と健康』第268号，2018年7月）

第 **3** 章

労災申請の
取り組み方

1 精神障害の労災認定

　この章では、精神障害の労災認定とはどのように行われているのか、また、申請者にとってどのような困難があるのかを解説します。まず、精神障害の労災認定についてみていきましょう。

1. 労災認定基準

　仕事で心を病んでしまった場合の補償はどうなっているのでしょうか？

　労働基準法の第75条（療養補償）には、「労働者が業務上負傷し、又は疾病にかかった場合においては、使用者は、その費用で必要な療養を行い、又は必要な療養の費用を負担しなければならない」と定められています。この条文のとおり、労働者が働いているときに生じた病気やケガは、使用者が責任を負うことになっています。

　労働者は「安全」な職場で、「健康」に働くという前提で労働力を提供しています。使用者が療養の補償ができないほどのケガや病気が生じたとき、労働者が確実に補償を受けられ、使用者の補償負担を軽減するために、労災保険制度が設けられています。

　労災保険の対象は「労働者が働いているときに生じた病気やケガ」、つまり業務による病気やケガであり、業務上であるか業務外であるかの判断は、労働基準監督署が行うことになっています。また、疾病によっては認定基準が設けられています。精神障害については、1999年に「心理的負荷による精神障害等に係る業務上外の判断指針」が定められました。その後、2009年の改定で「ひどい嫌がらせ、いじめ、又は暴行を受けた」ことが認定基準に追加され、2011年12月には「心理的負荷による精神障害の認定基準」が定められました。現在は2023年9月に改定された

認定基準に従って業務上かどうかの判断が行われます。

2. 労災認定のための判断

　精神障害は、外部からのストレスに対応できずに発病します。ストレスには、仕事によるものや私生活によるものなど原因はさまざまですが、精神障害が労災認定されるのは、その発病が仕事による強いストレスによるものと判断できる場合に限られます。仕事によるストレス（業務による心理的負荷）が強かった場合でも、同時に私生活でのストレス（業務以外の心理的負荷）が強く、その人の既往症やアルコール依存など個体側要因が関係している場合には、どれが発病の原因なのかを医学的に慎重に判断します。

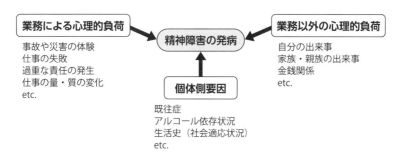

図6　さまざまな要因で発病する精神障害

　労災認定のための要件としては、
①認定基準の対象となる精神障害を発病していること
②認定基準の対象となる精神障害の発病前おおむね6ヵ月の間に、業務による強い心理的負荷が認められること
③業務以外の心理的負荷や個体側要因により発病したとは認められないこと
とされています。

重要なのは「発病前6ヵ月」の間に、業務による強い心理的負荷があるかどうかです。

　心理的負荷については、厚生労働省が精神障害の認定基準の別表で（具体的出来事）を定めています。その表には、「出来事の類型」「具体的出来事」「心理的負荷の強度」、「心理的負荷の強度を『弱』『中』『強』と判断する具体例」が示されています。

　出来事の類型には、「①事故や災害の体験」、「②仕事の失敗、過重な責任の任務等」など7つの類型と29の具体的出来事があげられています。労災認定されるには、心理的負荷の強度が「強」とされる出来事があることが求められています。

3. 発病日の重要性

　精神障害の労災認定では、発病日の前6ヵ月を評価するため、「発病日」が重要なポイントとなります。労災が発病するまでを評価するのは当然のことです。事故によるケガの場合、どのような事故があったのか、それが業務上の事故であるかを評価するのと同じように、精神障害も発病に至る過程に業務上の理由があるかが問われます。

　ところが、事故によるケガは発病が明らかであるのに対して、疲労性の疾病はいつ発病したかが明確にならないことがあります。一般的に、労働者が体調不良を感じて受診した日を発病日ととらえることが多いですが、体調不良を感じてすぐに受診をするとは限りません。特にメンタル不全は、体調の変化を感じても、すぐに受診しない事例が数多くあります。

　その理由のひとつは、メンタル不全に対する理解、知識の不足にあります。近年、メンタルヘルスについて広く知られるようになり、早めの受診も増えてきました。しかし、以前は「まさかこれが心の病とは思わなかった」といったことで、受診につながらないこともありました。現

在も、知識不足で受診されない方はいます。実際、未払賃金や不当な扱いで相談に来た人のなかに、メンタル不調が感じられるため、受診を勧めることもあります。第三者からの働きかけによって初めて「自分は病気なのかもしれない」と受け止める人もいます。

　他方、メンタルヘルスについて広く知られるようになったために、逆に受診を回避する人もいます。「受診したら病気と言われてしまう」「診断されたら仕事を休まないといけない」「辞めさせられるかもしれない」と思い、かたくなに受診をしない人もいます。休職したら職場に戻ることはできないかもしれない。退職したら生活していけない。そのように考えてしまい、受診できない人は少なからずいます。

　その結果、症状がどうにもならないほど悪化してからようやく受診し、発病からかなりの時間が経過していることもあります。こうした労働者に対しては、受診を勧めたり、休養や服薬を受け入れてもらえるように説得するのに多くの時間をかけることもあります。

　受診した日を発病日ととらえることが多いと言いましたが、受診以前に発病している場合もあります。その場合、いつの時点で発病しているか慎重に見極めることが必要です。発病前6ヵ月を評価されるわけですから、「発病」を明らかにして、それ以前の出来事を主張しなければなりません。「起点」が違ってしまえば、正しく評価されないことになります。

4. 評価されない発病後の出来事

　精神疾患の患者は、その特性として発病以前よりも発病以降の出来事に目がいきがちです。一般的に、精神疾患を発病すると、通常、耐えることができる出来事さえも「激痛」のように感じ、ほんの小さな出来事にも大きく気持ちが揺さぶられ、過剰な反応をしてしまうことがあります。そのため、発病以降の出来事をより強く主張される傾向があります。

　しかし、認定は発病前の出来事が重要となるので、発病以降のことば

かり主張しても評価は低くなります。発病以降にこだわると、発病まで
に認定基準を満たす出来事があったとしても、それが見落とされて評価
されず、業務外の決定を受けることもあります。

　自己意見書（p.165で後述）をまとめる際に、最も苦労するのはこの点
です。労働者は発病後も苦しい思いをしてがんばって働いてきた、その
ときのことを訴えたいのに、労災申請では重視されません。労災で業務
上認定をとるためには、発病日を確定し、それまでの出来事を主張する
必要があります。それがなかなか理解できず、発病後の苦しかった出来
事を繰り返し主張されることはよくあります。発病後の出来事も、労災
で評価すべきとの意見はありますが、大きく認められることは難しいか
もしれません。発病後については、基本的に民事での争いとなります。
発病前と発病後の交通整理が実は重要なのです。

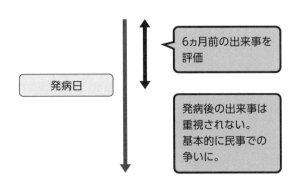

図7　労災認定では発病前を重視

2 労災申請の実際

　ここまで労災の認定基準について説明してきました。では、労災申請はどのようにすればいいのでしょうか？　認定調査はどのように行われるのでしょうか？

　ここでは筆者が大阪労災職業病対策連絡会（職対連）で相談を受けてから、労災申請を行い、決定に至るまでの手順について説明していきます。

1. 相談を受けてから認定までの流れ

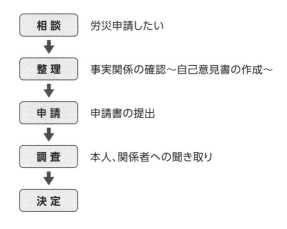

図8　相談を受けてから認定までの流れ

　職対連には、職場の出来事から精神疾患を発病したといった相談が持ち込まれます。持ち込んでくるところは、おおさか労働相談センターや労働組合、知人などさまざまです。

　相談を受けると、まず何があったのかについて聞いていきます。最初

から労災申請したいという方もいますが、そもそも何をすればいいかわからないこともあります。話を聞きながら、労働組合への加入、職場復帰、労災申請などさまざまな手立てを提示しながら方向性を定めていきます。

　労災申請をする場合、さらに事実関係を整理していきます。そもそも労災は「発病までに何があったのか」を問題とするので、その点を丁寧に聞き取り整理します。出来事を整理したら、それを「自己意見書」としてまとめていきます。職対連では、患者自らが発病の経過を訴えるものを「自己意見書」と表現しています（一般的には「意見書」といわれるものです）。「自己意見書」は労災申請に必須のものではありませんが、病気になった経過など、労働基準監督署の調査担当者に理解してもらうために作成します。「自己意見書」の作成と平行して、労災申請に必要な申請書を準備します。

　申請書と自己意見書の準備ができたら労働基準監督署に提出します。申請書が受理されたら、改めて申請者に対して「申述書」の記入が指示されます。また、きわめてプライバシーの高い病院の受診履歴やカルテなども必要になるので、収集・調査してもよいという個人情報の開示に対する「承諾書」の提出が求められます。同時に、監督署は会社に対して必要な書類（タイムカードや業務日報、就業規則、賃金台帳など）、医療機関に対してはカルテなどの医療情報の提供を求めます。

　監督署は必要な書類を収集したあと、申請者や事業所の関係者への聞き取りをして、最終判断のための書類がまとめられていきます。この間に収集される資料は膨大なものとなります。監督署の調査担当者は、必要に応じて局医（都道府県労働基準局長が委嘱している医師である地方労災医員）への問い合わせ、専門家委員会への意見聴取などを行い、最終的な判断のもと労災の業務上外の判断が下され、通知されます。

　なお、監督署で業務外認定された場合、労働者災害補償保険審査官に

審査請求することができます。そこでも業務外となった場合は、労働保険審査会に再審査請求できます。さらに業務外となった場合は、行政訴訟を提訴できます。

2. 自己意見書の作成

　精神疾患の患者の話は、いくつかの特徴があります。1つ目は、直面する不安や悩みに集中し、核心部分が不明瞭で記憶が抜け落ちていることです。とくに、いじめや嫌がらせを受けてきた人は、直面する問題をくり返し話すこともあります。相談を受ける際には、信頼関係を形成するためにも、くり返される話をしっかりと聞き取ることが重要です。

　一方で、相談者の訴えだけを聞き取っていては問題が明らかになりません。十分に話を聞いたうえで、さらに時系列で整理するような聞き取りを行います。年表などを作成してこちらから提示しながら、この出来事はここで合っているかなどを確認したりします。

　ほかにも、たとえば「事務所」とだけ聞いて話を進めると、認識が大きくずれることがあります。どのくらいの広さなのか、何人くらいの人が働いているのか、そうした基本的なことをおさえないままでいると、問題の本質に迫れません。そのため、職場のフロア図を書いてもらったり、座席表を作成したりして状況を把握します。

　登場人物について、年齢や性別など基本的な情報をおさえておくことも重要です。たとえば、製造現場で働く50代の男性が、社長からひどいことを言われて、精神的に不安定な状態になっていたケースがあります。話から社長は年配の男性かと思っていたら、実際は年下の二代目の女性でした。そうなると出来事のイメージは大きく変わってきます。

　こうしたことに十分気をつけていても、内容がずれていることがあります。いじめなど相談者にとって苦痛を伴うケースは、時間をかけてゆっくりと事実を引き出す工夫が求められます。その話がどの時期のこ

となのかを追いながら聞くことで、労働の実態やいじめや嫌がらせの実態が明らかになることもあります。

相談者にもよりますが、自己意見書を作成するのに、数ヵ月、長い人では1年ほどかけることがあります。

3. 労働基準監督署への申請

労災の申請は、労働者本人が行うことができます。仕事中のケガであれば、病院が労災の手続きを行います。労災かどうか明らかではない過労死や過労自殺、筋骨格系の病気（頸肩腕障害や腰痛）、そして精神障害の場合は、その多くが労働者本人が直接、労働基準監督署に申請を行うことになります。

申請は郵送でもできますが、労働基準監督署に直接提出しに行くこともできます。監督署を訪問する場合は、できるだけ申請者一人だけではなく、労働組合の担当者や支援者などが同行することが望ましいです。申請者一人で訪問した結果、知識不足や緊張で申請できないまま帰されることもあるようです。

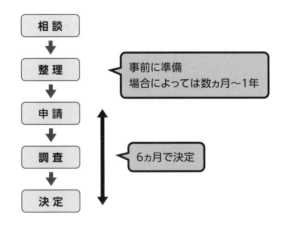

図9　労災申請の流れ

　申請書には事業所の証明が必要です。ところが、会社はその疾病が仕事によるものではない（業務上ではない）と認識している場合、証明しないことがあります。会社に拒否されれば、労災申請はできないと思う方がいますが、会社に証明を拒否された経緯を監督署に伝えれば、申請は受けつけられます。

　会社のいじめやパワハラで発病した労働者は、会社とやり取りすることが難しく、連絡も取れないこともあります。その場合、会社に文書で「労災申請をするので事業所の証明をしてほしい」ことを伝え、期日を決めて事業所の証明をするか、しないかについて返信を求めます。期日までに返信がなければ、監督署には「依頼をしたけれど、会社からの返信がない」と伝えます。会社から「責任はないと考えるため、事業所として証明しない」と返信があれば、それを監督署に提出します。数は多くないですが、「事業所として証明をする」と回答があった場合、申請書を送付して事業所の証明をもらいます。

　書類調査の後、申請者本人への聞き取りが行われます。監督署から呼び出しがあり、調査担当者からさまざまな質問があり、それに答えていくという形を取ります。監督署はその場で記録を作成し、最後に申請者本人が間違いないことを確認し、署名、捺印をして終了となります。

　その後、会社の関係者にも聞き取りが行われます。対象者となるのは、出来事に関わりがあったり、業務のライン上にいる人です。その場にいなかった人や業務と関わりがない人は対象とならないことがあります。部署は異なるけれど、いやがらせの実態を見ていた人など聞き取りをしてほしい人がいる場合は、事前に伝えておくと聞き取りをしてくれることもあります。聞き取りは会社を通し、労働者を呼び出して行われます。

　一方で、出来事の実態を知っていたとしても、会社で働き続けている人は証言したくてもできないこともあります。そこで、退職した人で個人的に協力をしてくれる人がいる場合、会社を通さずに聞き取りをして

もらうことも可能です。そのときは、調査担当者と直接連絡を取ってもらい、聞き取りが行われます。しかしながら、心を病んでいる場合、そうした人に連絡をとることも容易なことではなく、心当たりがあってもお願いできない申請者もいます。

　基本的には申請者は一人で聞き取りに応じることになっていますが、精神的に不安である場合、事前に申し入れをしておけば、同席者が認められることがあります。

3　労災申請の4つの意義

1. 補償と救済

　精神疾患の療養は思った以上に長期化することがあります。会社によっては有給での病気休業などの補償がありますが、一般的には健康保険の傷病手当金を受給します。傷病手当金は1年6ヵ月、給与の3分の2が支給される休業補償の制度です。しかし、精神疾患は1年6ヵ月で回復しないこともあります。

　一方、労災補償には、療養補償（治療費）とともに、休業補償などがあります。労災は基本的に病気が「治癒」するまで補償されます。そのため、労災が認定されたら、傷病手当金よりも安心して療養に専念できます。

　また、精神障害の労災の決定には最低でも6ヵ月、長い場合は1年半以上かかることがあります。決定まで、長期間収入が得られないことは申請者の大きな負担となるため、多くの場合、傷病手当金を受給するようにしています。健康保険と労災保険は併給（どちらも受給）することが禁止されていて、労災申請をしていると健康保険の疾病手当金は受給で

きないと説明されることもあります。しかし、労災が認定されるかどうかわからないため、労災が認定された場合には返還することを条件に傷病手当金を受給することを勧めています。

2. 会社の責任追及

　労働者が労災申請を希望するケースでは、職場に健康を損なう問題が生じていることは明らかです。その問題解決に向けて、責任を追求することは意義があるといえます。認定される可能性の低い難しいケースであっても、公的機関の調査を通して職場の問題に焦点をあてるという意図で申請することもあります。

3. 記録されない労働時間の掘り起し

　長時間労働が常態化している現在、会社によっては労働時間を過少に記録しようとする動きがあります。決められた予算や工数の範囲に労働時間を収めるために、表に出る労働時間を少なく見せようとする会社も少なくありません。それによって生じた「見えない労働時間」をいかに認めさせるかが、脳・心臓疾患や精神障害を原因とする労災申請の重要なポイントです。

　たとえば、夜の8時にパソコンの電源を強制的に落とすことがルール化される場合があります。大量の仕事を抱えた労働者は、そのルールに背いて仕事を続けるため、退社する際にわざと翌朝まで電源を入れたままにします。夜の8時には仕事を終えていたが、パソコンを切り忘れたことにするのです。これで8時以降の労働時間は記録されません。それが通用しなくなると、今度は早朝に出て記録に残さず仕事をするようになります。

　こうした「記録のない労働時間」を明らかにするため、弁護士がSEを連れてパソコンの稼働ログを調べたり、電子式の乗車カードで通勤時間

を調べたりするなど、労災申請を通してさまざまな試行錯誤を繰り返しています。その結果、これまで「記録のない労働時間」が労災申請の過程で明らかにされてきました。持ち帰り残業について裁判で争ったケースでは、タイムカードの記録の2倍から8倍の労働時間が認められたことがあります。また、労災での調査ではログの記録なども調査対象として認めてくれるようにもなりました。「記録のない労働時間」に踏み込んできたのが労災の調査であるともいえます。

　ただし、2019年春の「働き方改革」で導入された「高度プロフェッショナル制度」では「労働時間を管理しない」働き方が認められるようになり、労働基準法上の記録される労働時間が少なくなることが予想されます（労働安全衛生としての時間把握は義務づけられます）。そうなると今までにはない労働時間隠しが行われるなど、「記録のない労働時間」の把握がますます難しくなっていくのではないかと危惧されます。

4. 認定基準の更新

　精神疾患の原因の多くは目に見えにくいものばかりです。いやがらせやパワーハラスメントなどに関しても、明らかな暴言以外に、労働者にとって許しがたい行為は存在します。長時間で過重な仕事でありながら、「労働者が自主的にやった」との企業の言い訳が繰り返されてきました。それでも「おかしい」と感じた労働者や遺族が声をあげて訴えてきたことが、発病との因果関係を明らかにしてきました。

　困難な事例は訴訟にまで発展し、その積み重ねが労災の認定基準を変えてきました。従来は問題とされなかったことも、労災申請件数という「数」で問題を顕在化させ、新たな判断指針や認定基準がつくられてきました。認定基準の策定には事実関係の調査結果が大きく影響します。調査で判明した事実関係がデータベースになり、発病の原因となるストレス情報が蓄積され、認定基準を検討する際の材料となっています。労災

申請に取り組むことにより、隠れた職場の問題を掘り起こし、その結果、労災の認定基準を変えてきたのです。

　実際、そうした取り組みがあって、判断指針に「（ひどい）いじめ・嫌がらせ」が追加され、認定基準の項目にも「パワーハラスメント」が追加されました。また、かつての認定基準では、出来事は「強」でなければならないとされていましたが、労災申請を積み重ね、裁判で争ってきたことで「中」が複数あれば認めるという基準を引き出しました。

　さらに、新たな判断指針や認定基準が明記されることで、職場における対策が講じられ、労災認定された事実によって安全衛生が充実されてきたという側面も見逃せません。

1 「職場のメンタルヘルス事例研究会」の発足

1. 労災職業病一泊学校

　「職場のメンタルヘルス事例研究会」の誕生の背景には大阪労災職業病対策連絡会が1968年から開催してきた労災職業病一泊学校の存在があります。筆者は1997年に大学院生の立場で初めて参加しました。

　労災職業病一泊学校はもともと1960年代に多発した頸肩腕障害の患者の学びの場として発足しており、当初は労働者、患者、医師、弁護士などが集まり、学び、交流していたといわれています。また、当初は頸肩腕障害のほか、腰痛、むちうち、腱鞘炎、化学物質、振動病なども取り上げられ、後に過労死、過労自殺などをテーマに毎年開催されていました。労働者、労働組合が中心となり、そこに研究者、医師、弁護士などの専門家が集い、さまざまな職業病、労災問題について学びを積み重ねてきていました。

　発足当時は、頸肩腕障害の患者が多く、体の「痛み」をもって症状を説明していました。患者が自らの症状を表現し、その苦しみを訴えたことで、少なくとも労災職業病一泊学校に参加する労働者には理解が得られるようになっていました。その訴えにより、大企業を中心として、頸肩腕障害が多発した職場では、作業の見直しなどの相応の対策が採られるようになり、1990年代ごろには、かつてのような重症な患者はそれほど見られなくなっていました。

　それと入れ替わるように、「メンタルヘルス」も取り上げられるようになっていきました。メンタルヘルスに関わるテーマが取り上げられ始めたのは、1985年（第18回）分科会、「職場のストレス・精神障害・自殺　中高年の健康管理と仕事」でした。なお、筆者が初めて参加した1997年はメンタルヘルスの分科会は設定されていませんでした。

　1990年代後半になると、現在ほどメンタルヘルスは広まってはいないものの、徐々に職場で問題視されつつありました。職場に精神疾患で休職、復職し

た人がいる、あるいは通院しながら働いている労働者がいるとの声があがっていました。頸肩腕障害の病気の理解も決して容易ではなかったのですが、メンタル不全は見た目ではわからず、頸肩腕障害のように「痛み」を表現することもできません。「傷」も「痛み」も表現できない精神疾患の患者に対して、どうしても「怠けている」ととらえる労働者もいました。見た目に症状がわからない、理解が難しい存在であったため、「メンタルヘルスについて詳しく知りたい」「精神疾患とはどういうものか」という要望が多くなっていました。

　筆者は1999年に労災職業病一泊学校に参加し、注目を集めつつあった「メンタルヘルス」の分科会を担当することになりました。1年目こそ見習いのような立場でしたが、以降は分科会を取り仕切る座長として関わりました。

　座長は運営担当者とともに分科会の内容を考え、その内容にあった講師を依頼する役割があります。学びたいという要望の多いメンタルヘルスでしたが、講師を探すことは思った以上に困難でした。ほかの分科会では講師として、従来からつきあいのある医師や弁護士、専門家がいて、職場にはそのテーマに取り組む活動家もいました。ところが、メンタルヘルスに関しては、そうした医師や弁護士がいるわけではなく、イチから開拓する必要がありました。また、職場での取り組みも行われておらず、どのように分科会を開催すればよいのか戸惑うことばかりでした。

　そもそも精神科医師は「職場のことはわからない」と言います。医師は診察室で患者を診ているのであって、職場のことはわからない。そのため「職場のメンタルヘルス」というテーマに対して、積極的に引き受けてくれる精神科医師はいませんでした。古くから一泊学校に関わっている倉沢高志先生や吉田病院の松永孝志先生も「もっと若い人に活躍の場を」と言い、引き受けていただけません。そうしたなかで紹介されたのが、当時、吉田病院に勤務する東崎栄一先生でした。

　一泊学校の打ち合わせのために東崎先生のもとを訪問したときも、決して積極的な雰囲気ではありませんでした。ほかの先生と同じように「私は職場のことを知らないから」と繰り返されました。それでも「労働者が精神疾患のことを学びたいと思っているので協力してください」という意思を伝えて講師を引

き受けていただきました。

　そのころの「職場のメンタルヘルス」分科会での主要なテーマは、精神疾患とは何か、どういう原因があるのか、自殺との関連などでした。また、当初から患者本人の参加もありました。ところが、精神疾患への理解が不足していた当時は、「しんどくて出勤できない」「がんばって出勤しようとしても定刻にタイムカードが打刻できない」と訴えた労働者に対して、「そんな不真面目な態度で仕事をするな」といった声さえあがっていました。そこで「分科会ではお互いを批判、攻撃をしない。しんどさを共有していく」ことを座長として意識して、問題を提起し、交流を深めるようにしました。

　労働者の生々しい実態の報告、交流の様子を目にして、東崎先生の態度は徐々に変化していきます。労災職業病一泊学校だけではなく、労働組合の学習会での講師も積極的に引き受けるようになり、日々の診療でも労働者のメンタルヘルスを意識するようになりました。労働現場の実態に驚き、関心を抱き、熱心に取り組む東崎先生に惹きつけられるように、分科会は回を追うごとに参加者が増えていき、一泊学校の中でも参加者が多い分科会となっていきました。毎年のように厳しい職場状況が報告され、「ほっとけない問題」であると肌で感じるようになりました。

　2004年、京都本能寺会館で開催された一泊学校の「職場のメンタルヘルス」分科会の終了後、東崎栄一先生から「本を作ろう」と言われました。分科会の熱気を受け止めた東崎先生の思いがあふれた言葉でした。当時、筆者は本にする具体的な内容が浮かばなかったこともあり、「本を作る前に、学習会をしませんか。年に1回の学習会では足りない問題がある。それを定期的に学習する場をつくっていきませんか」と提案しました。そうやって始まったのが「職場のメンタルヘルス事例検討会」です。

2.「職場のメンタルヘルス事例研究会」の発足　2005年〜2009年

　2005年1月、分科会の運営を担当していた平佳子さん、鳥屋尾豊さん、白井利彌さんが中心となり、「職場のメンタルヘルス事例検討会」が始まりました。それぞれが事例を定期的に持ち寄り、課題を共有、職場の実態報告を中心とし

ました。同時に東崎先生から学習内容を提示してもらい、理解を深めていきました。

　第2回の事例検討会では、鳥屋尾さんの「こころの病の仲間の復職の取り組み」として、社会福祉の職場の労働実態と、精神疾患を発病した労働者に対する真摯な取り組みが報告されました。鳥屋尾さん自身、労働組合の活動をするなかで精神疾患を発病し、働く仲間の精神疾患の取り組みの必要性を実感されていました。

　第5回の事例検討会では、地域労組の平さんから「おおさか労働相談センター相談事例」のまとめが報告されています。当時、相談センターへの精神疾患そのものを主訴とした相談は多いとはいえませんでした。しかし、「病気になったがどうしたらいいのか」という相談は確実にありました。相談者自身、精神疾患に対する知識もなく、「どうやって休めばいいのか」「なにかできることがないのか」という不安から相談を寄せていることがわかります。

　事例検討会の定期的な開催をうけて、「研究会」の発足を視野に入れるようになり、研究会への発展に向けて準備会を行いました。

　第1回の準備会では、医療労組おおさかの白井さんが「メンタルヘルスに対する労組の取り組み」を報告。ほかの疾患と同様に「通常どおり働けるようになってから職場復帰」が求められながら、結果として職場復帰が成功しない実態が明らかにされました。これはほかの多くの職場でもみられることでした。そこからリハビリ勤務、段階勤務を要求し、実現していくことになるのですが、その過程でほかの労働組合員の理解が得られないという悩みも出ました。松原市職労は、職場復帰を受け入れていたら、ほかの労働者から「特別扱いではないか」といった声があったことも報告されています（世話人会、および、第3回研究会）。

　2006年には準備会を2回行い、同年5月19日に「職場のメンタルヘルス事例研究会」の結成総会を開催するに至りました。

　最初は「職場のメンタルヘルス研究会」と名称を決定していましたが、関係団体の一部から「研究会と名のるのはどうかと思う」という意見が出されました。そのため「事例」の一言を入れて「事例研究会」とすることになりました。こ

のときは外的な圧力を感じ、不本意な思いもありましたが、その後、何年にもわたって研究会を続けるなかで、「事例」を重視することになったので、今はこの名称で間違いなかったと思っています。

　結成総会では、辻村一郎同志社大学名誉教授による「職場のメンタルヘルス問題と労働者・労働組合」というテーマでの記念講演が行われました。当時、職場のメンタルヘルス問題は、労働組合では十分に取り組めていない状況にありました。しかし、これからは職場のメンタルヘルスについて、いのちと健康を守る運動全体のなかで取り組んでいくことが重要であると指摘されました。

　「職場のメンタルヘルス事例研究会」代表の東崎栄一先生からは、これまでの活動と今後の事例研究会についての基調報告がありました。事例研究会発足当時の「申し合わせ」には、同研究会の目的として「職場の中に広がる労働者の心の健康問題について、医師、労働者、研究者と連携しながら、原因の究明、職場復帰の方法、労災や公務災害等の認定申請などについて検討し、すべての労働者が心身ともに健康で働ける職場を追求していく」とあります。

　ところが、事例研究会発足直後、初代代表の東崎栄一先生が病に倒れました。労災職業病一泊学校に参加したことを契機に、東崎先生は労働者、労働組合に非常に積極的に協力していました。学習会の講師に加え、過労自殺の医学意見書作成などすべての依頼に可能な限り応じていたのです。働きすぎともいえる様子に「ほどほどにしてください」と声をかけたものの、「大丈夫ですよ」と動き回った結果、東崎先生は脳梗塞を発病。その後、復帰されたものの再発。長期療養に入ることになりました。

　発足したばかりの事例研究会をどうしていくのか。職場のメンタルヘルスに取り組むには、専門家である精神科医師の協力が不可欠です。そもそも精神科医師である東崎先生の呼びかけがあったから研究会を継続できていました。精神科医師が欠けては、活動の継続は難しいと思われました。

　そこで東崎先生の「精神科医師の国本昌善先生に協力してもらいたい」という以前からの言葉を思い出し、連絡をとりました。国本先生には「どこまで協力できるかわからない」、「東崎先生の代わりという期待をもたれても困る」と言われました。当時の精神科医師が共通して言う「労働現場を知らない」も告

げられました。そこで、学習会や交流を通して職場を知ってもらえる機会はある と説得し、事例研究会への協力をお願いしました。「継続的に関われるかは明 言できない」としつつ、当面の協力を表明してくれました。

　当時の労働運動は「頼める医者がいる」と思ったら、その人だけに相談が集 中することもあり、断れない東崎先生が無理を重ねたために倒れたという見方 もありました。今後、そういうことがないように精神科医師との関係を大事にし ようと改めて意識しました。

3. 発足当初の職場のメンタルヘルス事例研究会

①知識の習得と職場実態の把握

　結成総会以降、テーマを設定して行う「研究会」と、その企画を検討する「世 話人会」という形をとることになりました。「研究会」は広く参加を呼びかけて 開催するのに対して、「世話人会」は世話人だけで研究会の企画や総括を行う ものです。また「世話人会」では、研究会では報告できない、今、取り組んでい ること、悩んでいる問題などを出し合って意見交換することもありました。その 際、精神科医師である国本代表からの意見を聞くなどして、議論を深めました。

　研究会では、労働組合などで取り組んでいるメンタルヘルス問題や、世話人で ある筆者が受けた相談などの報告を中心に取り上げました。

　このころの報告の柱には、1) 病気の理解、2) 労災申請、3) 職場復帰、4) パワハラがあります。以下、それぞれの内容についてみていきます。

1) 病気の理解

　当時、精神疾患への理解がなく、「怠け者」「さぼっている」といった批判も 多く、「結局、精神科ってなにをしているのか」という素朴な疑問の解消を目的 としているところがありました。そこで前身の事例検討会のころから「労災にお ける精神疾患名」「診療における診断名の意味」など、職場のメンタルヘルスを 考える上で最低限理解する必要のある学習を積み重ねてきました。

　研究会となって以降も、病気の理解を深める機会を設けてきました。第2回 の事例研究会では、国本先生による「これってうつ病」という報告がありました。

職場で精神疾患の患者と接する人にとって、何が病気なのか、どういう症状があるのかなど、当時はまだ理解が不足していました。患者との接し方に悩むことも多く、そのために企画された内容でもありました。精神科医師から話を聞くことで、臨床現場の実践について理解を深め、患者への対応の仕方を考え直す機会になっていました。

2）労災申請

　実際に労災申請、認定闘争の経験者を招き、実態について学習しました。

　銀行産業労働組合（銀産労、現、金融ユニオン）による「Ａさんの精神障害の労災認定させる闘い」では、患者のＡさんから、発病するまでの長時間にわたる過密な労働実態、現在も続くうつ病の症状などの生々しい実態が報告されました。さらに、「なぜ労災を申請したのか」「最初は怒りからの出発であったけれど、労働組合の活動をするなかで、仕事が原因で発病しても、労災認定されずに苦しんでいる人もたくさんいる。労災を申請して認められたという一つの例にしていけたら」という心境の変化も語られました。

　銀産労の担当者からは、職場内のいじめを原因とした労災認定を求める運動と労働基準監督署、審査官交渉の経過が報告されました。当時の精神障害の労災の判断指針では、「いじめ」は評価項目に入っていませんでした。そのため、職場の人間関係や「いじめ」「嫌がらせ」の訴えに対しては、評価されにくい状況でした。銀産労では労働基準監督署との交渉を通して、認定の実態を実感していったことが報告されました。

3）職場復帰

　世話人会では、松原市職労の取り組みや、堺市職労からの個別の職場復帰の報告があり、意見交換することもありました。当時はメンタル不全者の職場復帰の方法は確立されておらず、労働組合として試行錯誤をしている時期でした。

　治療に専念するためにできる限り長期で休めるように労働組合が協力をすると、ほかの労働組合員から「休職している人を甘やかせている」といった批判の声が上がりました。職場復帰して十分に働けない患者がいると、「怠けている」

といった声もありました。しっかり働けるようになってから復職してほしいと言われて、いつまでたっても復職できないこともありました。労働組合の立場として、どのようにするのがいいのか、どのような形で職場復帰を考えていけばいいのか、当時は正解が見えない状態でした。

事例研究会で「公務職場における職場復帰支援の実践」（松原市職労）「職場復帰のための事前訓練制度の導入」（堺市職労）の報告も行われ、労働組合として模索しながら職場復帰に取り組んでいました。

また、患者本人と主治医が個別に相談しながら職場復帰を行いますが、そことの労働組合などの支援者や会社の関わり方も確立されていませんでした。労働組合などの支援する立場としては、主治医からの情報がほしいと考えます。ところが、主治医は患者の利益を考え、患者の嫌がることはしないという前提に立ちます。患者本人以外とは一切会わない、会ったとしても何も話せないという主治医もいて、支援者としてどのように動けばいいのか戸惑うといった声も聞かれました。会社（使用者側）も同じように悩んでいるという話もありました。

研究会では、そうしたさまざまな問題を抱えた事例を出し合うことで、職場復帰について考えてきました。事例1のあかねさんの例は、まさにそうした試行錯誤のなかで取り組んだ職場復帰であったといえます。

このころ、世話人会で筆者が相談した「Hさんの事例」で印象深いことがありました。労働組合を通じて職場復帰の支援要請を受け、なんとかして職場復帰を実現させようと打ち合わせを重ねていました。本人は「職場復帰したい」と強く訴えるのですが、職場の人間関係に大きな問題を抱えていました。会社との交渉では、一部の社員による不適切な言動があったことは認められたものの、同時に本人がほかの労働者に対して不適切な言動をとるという実態も伝えられました。その言動については、病気の症状から生じるものと思われ、本人には悪意はないことも明らかでした。しかし、そのような言動を続けていけば、復職しても職場でまたトラブルが生じることが予想され、どうしていけばいいのか思い悩んでいました。

そこで世話人会で報告し、今後について相談しました。筆者が「職場復帰を成功させるためにどうしたらいいか」という視点で話をしていたところ、「はた

して職場復帰の実現が本人のためとなるのか」と国本先生から指摘されました。労働運動においては、相応の成功がなければならないという認識があり、職場復帰することが大前提だと思っていました。ところが精神疾患の患者にとって、そうではないこともある。場合によっては、患者が「仕事を降りる」選択肢も考えなければならないという提起でした。これは精神科医師だからこその指摘でした。その後、「職場復帰ありき」ではなく、「仕事を辞める選択肢もある」ことを示すようにしたところ、Hさん自身がそれでも職場に残ることを選び、いくつかの譲歩がみられるようになりました。

4) パワハラ

2008年ころから、「パワハラ」や「いじめ・嫌がらせ」をきっかけとする精神疾患の相談が増加していました。

そもそもパワーハラスメントという言葉は、2001年に東京のコンサルティング会社（クオレ・シー・キューブ）の岡田康子さんが提唱した和製英語です。その後、徐々に「パワーハラスメント」「パワハラ」が職場での「いじめ」を表現する言葉として広がっていきました。このころはパワーハラスメントについて明確な基準や定義はなかったのですが、それでも多くの人が「これはパワハラだと」と訴えるようになってきていました。

2008年5月には「職場のメンタルヘルス事例研究会」が運営・協力する形で「メンタルヘルス不全（セクハラ・パワハラ）シンポジウム」が開催され、国本代表と筆者がシンポジストとして参加しました。第8回「職場のメンタルヘルス事例研究会」では「保健所におけるパワハラ事件について」の報告があります。

②「予防」を目指しながら事例を大切にする

2007年9月7日に第2回の総会（第6回「職場のメンタルヘルス事例研究会」）を迎えました。堺法律事務所の松丸正弁護士から「過労死・過労自殺事件の現状と争点」と題して記念講演があり、精神疾患をめぐる労災認定の到達点が述べられました。労災認定の現状は厳しい側面があるものの、新たに道が切り開かれつつある。そして、認定基準だけが被害者を救済するのではなく、職

場にある運動こそが救済を広げる道であることが熱く語られました。

第2回総会で正式に「代表代行」となった国本昌善医師からは、「この1年を振り返って」とした基調報告がありました。「職場のメンタルヘルス事例研究会」に参加したことから得られた視点がまとめられ、今後の事例研究会活動への意欲が語られました。国本代表代行から「これからもいろんな問題を一人ひとりが持ち寄り、元気を失わずにやっていきたい」との言葉があり、事例研究会の継続と発展を確認しました。

総会で行った「今後の研究会のテーマ」のアンケートでは「労災認定基準」「活動報告」「未組織労働者」「予防」「職場復帰」などに関心が寄せられました。このころから、メンタルヘルスの取り組みは最終的には「予防」が重要であることを確認しています。予防を確実なものとするためには、職場で生じている実態を明らかにし、職場改善を行い、休職者が出た場合には、職場復帰を受け入れていく。そうした日常活動を充実させていくうちに「予防」とは何かが明らかになっていくものです。職場の実態が明らかにならない限り、予防の取り組みにはたどり着きません。「職場のメンタルヘルス事例研究会」は、予防を第一の目標として、メンタル不全を生じさせる職場の実態を把握し、理解することを続けています。

③メンタルヘルスの実情に迫る

事例研究会が軌道に乗り始めたころ、当時の世話人の平桂子さんから「おおさか労働相談センターの相談事例の分析をしましょう」という提案がありました。

メンタル不全に関わる相談は、地域労組などからの紹介もありましたが、労働相談センターから依頼されることもありました。おおさか労働相談センターでは幅広い相談を受け付けており、その結果を集計、報告していました。しかしながら、当時は「メンタルヘルス」の項目がなく、地域労組の専従の平さんが、メンタルヘルスの実態を明らにする必要があると考えたのでした。そこで相談票の内容を整理することになりました。

平さんは「集計してわかったことは、メンタルヘルスの問題だと思って相談し

てきている人が、ものすごく少数だということです」と語りました。相談者の多くは「生活問題に関わったときに初めて相談に来る」そうです。

　地域労組の書記長として相談にも応じていた平さんは「実はメンタル不全の問題を抱えながら、解雇問題や休職、休んだけれど、お金が入らないからどうしたらいいのかといった訴えを受けて問題解決したこともあります。あるとき、職場から電話してきて、『上司のパワハラが酷くってもう私仕事行けないけど行かなあかん。休みたくてもお金がないし休めない、一人暮らしで休めない』と泣きながら電話をかけてきた方がいました。零細職場で社会保険は入っていたものの、傷病手当金があることも知りません。その辺からお話しして、とにかく医者へ行って診断書をもらい、休職して傷病手当金をもらって、休んでから次のことを考えましょうね、と声をかけました。そのような対応が、その後、一定地域労組の中で共通の認識になり、広がっていったかなと思います。まずは身体を治すことを優先しようということです」と言います。こうしたことを考えることができるようになったのも「研究会があり、相談して、助言をもらったことが大きかった」と言います。（職場のメンタルヘルス事例研究会　10年を迎えてリレートーク（『労働と健康』第258号，2016年））

　このころは相談者も「メンタルヘルス」という観点から相談しているわけではありませんでした。生活に行き詰まり、話をしっかり聞いてみると、実は精神的に弱っている。そこから丁寧に話を聞いていったという経過がありました。当時、メンタルヘルス、パワハラ（いじめ・嫌がらせ）という相談は、必ずしも多いとはいえませんでした。平成20年度の個別労働紛争解決制度（労働局）の民事上の個別労働紛争相談で最も多いのは「解雇」で25％、「いじめ・嫌がらせ」12％でした（平成14年5.8％、平成17年9.9％と徐々に増加）。それが令和3年は24.4％で最も多い相談となっています。「いじめ・嫌がらせ」の訴え自体が少なく、さらにそれをメンタル不全の問題として相談することは必ずしも主流ではなかったのが、年月を重ねるなかで増加していきました。当時の地道な調査活動はメンタルヘルスの取り組みの状況を示すものといえます。

　なお、「おおさか労働相談センターにおける精神疾患に関わる相談」の調査結果については、次ページをご覧ください。

おおさか労働相談センターにおける精神疾患に関わる相談

職場のメンタルヘルス事例研究会　藤野　ゆき

　職場の中でのメンタルヘルスへは多方面から関心を集めている。筆者は患者による交流の場としての「職業病相談会」、職場での精神疾患者を支える労働組合関係者や精神科医師による「職場のメンタルヘルス事例研究会」（以下、研究会）、そして、地域労組でもメンタルヘルス事例に関わっている。2008年5月に行われたシンポジウムではこれらの取り組みを総合的に報告した。本稿は編集部からの依頼により、研究会として労働相談における実態を明らかにするために取り組んだ、おおさか労働相談センター（以下、相談センター）における相談状況についてまとめる。

1　調査期間と対象

　相談センターの2006年4月～2008年3月の全相談数は2,630件である。相談票では分類されていない精神疾患に関わるものを抽出した。相談内容に精神疾患が発病しているものを基準として抽出し、その件数は109件であった。月別の相談件数をみると、4月から7月までは10件を超えているが、8月から2月では一桁であった。2008年3月には17件と数が増えており、年度がわりの時期に相談が増加している。

2　傾向

　性別をみると、男性53人、女性52人と大差はない。一方、年代別をみると、30代が45件、40代が23件、20代が21件、50代が4件、不明16件であった。
　雇用形態では「正社員」が76件と最も多い。ほかに契約社員、派遣社員、アルバイト、パートといった非正規労働者からの相談があわせて24件であった。職種は通信放送が14件と多かったが、そのほかはさまざまな職種からの相談があった。サービス業、医療、福祉、金融、運輸、公務など多岐にわたっている。

3 相談内容

　もっとも多い相談内容は「いじめ・嫌がらせ」であった。多くは「いじめがあって病気を発病した」という訴えである。「お前なんていつ辞めてもらってもいい」「こんなこともできないのか」という暴言や叱責、長時間労働と責任の押し付け、1人に仕事を集中させる、仕事を与えない、会議に出席させない、物を投げつけられるなど、具体的な訴えもある。いじめの主体については上司からだけとは限らず、先輩、同僚、職場全体からなど多様である。また、派遣元の営業からの叱責があったり、派遣先でのいじめがあるといった、派遣社員からの相談もある。

　仕事が原因で発病したことから、明確に「労災申請・裁判」をしたい、発病した後に「解雇・退職強要」を受けている、件数としては少ないが、現在休職中で回復傾向にあるが、会社が拒否しているといった「職場復帰」の相談もある。

　その他、職場を辞めたいのに辞めさせてもらえない。有休を使って休むことで不利益はないか、休職中の社会保険料負担、休職中の給与の減額などの相談が寄せられている。

4 おわりに

　相談センターに寄せられる相談は、開設した2000年には年間760件であったが、2006年には1,690件となり、2007年には2,630件と急増している。

　相談員からは、精神疾患に関わる相談が増えつつあり、その対応の困難さについて語られる。相談者は社内での不当な扱いに加えて、病気の症状とつきあいながら、大きな悩みや不安を抱えている。相談センターは相談者の声をすくい上げる窓口であり、地域労組をはじめとした労働組合や弁護士の紹介につなげ、問題解決につなげている。こうしたことから今後も相談センターが大きな役割を果たすと考えられる。また、研究会としてはこの結果をさらに検討し、今後の職場のメンタルヘルスの取り組みに活かしていきたいと考えている。

2 「職場のメンタルヘルス事例研究会」の広がり

1. 専門的な知識と労働運動の広がり　2009年〜2011年

①学習会のはじまり

　当初、多くの方に呼びかける研究会と、世話人による世話人会で活動してきましたが、2009年2月に「学習会」が始まりました。そのきっかけとなったのは、徐々に注目を集めつつあった「発達障害」を学びたいという声でした。現在は発達障害の知識や理解は広がっていますが、当時はあまり認識されておらず、学習会を開催しようとしたときに、国本代表から「発達障害の認識をきちんと共有するために、学習会の開催方法は十分検討が必要である」との意見が出されました。

　発達障害という分野について、研究会としてオープンに発信することで内容が独り歩きをして、労働者へのレッテルを貼るようになってはいけない。そうしたことから、研究会と世話人会の中間的な位置づけとなる「学習会」を企画することになりました。この学習会は、初めて事前申し込みによるセミクローズでの開催としました。

　「発達障害」は関心の高さもあり3回同じテーマで取り上げましたが、毎回15人を超える参加者が集まりました。学習会では国本先生から基礎的なレクチャーがあり、それぞれの職場で抱える問題について意見交換をし、発達障害と思われる人物をめぐる実態報告がなされました。いずれの報告も「もう少し職場に余裕があれば受け止めることができる」と思われるものばかりでした。余裕がなくなったために、器用に動くことができない人を排除している職場状況がありました。職場の急激な変化によって、発達障害の労働者を問題視するようになっていたのです。

　合理化、効率化が進められ、1つのことに集中してしまう、柔軟性がない、臨機応変に対応できない労働者は仕事ができない事態が生じていました。さらに余裕のない人員体制は、そうした労働者にきつくあたることもあり、パワハラの相談の要因となっていました。ほんの10年前であれば普通に働けていたと思

われる事例のなかに、発達障害と結びつくものもありました。結果として発達障害の学習会の始まりは、職場での働き方を考える機会となりました。

　発達障害の学習会とは別に、印象的な学習会として「ケースの見方・考え方」があります。メンタル不全の支援をしていると、どのように接していいのか悩むことが少なくありません。相談者の思いに寄りそうことで支援者の気持ちが乱れたり、思い入れをもって接することで自分事のように考えてしまうこともあります。真摯に問題に向き合えば向き合うほど、支援者は自分自身の「揺れ」に戸惑うこともあります。

　こうした支援者の「悩み」に答えをくれたのが国本代表による「ケースの見方・考え方」でした。当時、一般的に、ケースとの距離感が非常に難しいとされ「巻き込まれてはいけない」と言われていました。そこで国本代表から、何が「巻き込まれる」ことなのか、ケースとのかかわりと立ち位置など、精神科医師にとっての基本的な構えともいえることを解説されました。

　「巻き込まれること」が決して悪いわけではなく、ときに「巻き込まれるほど」揺らされることがあるからこそ相談者との関係が成立する。ケースにはまりこんでしまうそうした瞬間も大事にしながら、支援者同士で相談しあい、互いの知識や経験を持ち寄り協力することで問題解決にあたる。どのように進めていいか迷ったときに相互に支えあいバランスをとるためにも、「職場のメンタルヘルス事例研究会」のような場所が重要であることに気づかされました。この学習会は要望が多く、同じ内容で2回開催しましたが、支援者のありかたについて考えさせられ、支援者の素朴な悩みが解消され、同時に癒されるものでした。

②労働運動、制度の広がり

　2009年には耳原病院労組の安全衛生の取り組み、化学一般のメンタルヘルスの統一要求が報告されています。労働組合として集団的に取り組むのは、それまでにみられなかった動きでした。

　また、このころからリワーク（retern to workの略、休職している方の職場復帰支援制度）、EAP（Employee Assistance Program、従業員支援プログラム）などの社会資源が整備されつつありました。そこで、そうした社会資

源の理解をテーマとした研究会も行っています。

　社会的にもメンタルヘルス不全の問題に広がりがみられるようになってきたからこそ、社会資源を「知る」ことが求められつつありました。これは、以降の「保健所の業務」を理解することや、産業カウンセラーの仕事、弁護士の役割を理解するといったテーマにつながっています。

　労働組合においてもメンタルヘルスの取り組みが深まり、社会的にも活用できる資源が増えていきましたが、その知識や経験がすべての職場、労働組合に広がるものであったとはいえません。

2. 参加者の広がり　2012年ごろ〜

①専門家の参加が進む

　2010年ころより福田茂子さん（産業カウンセラー）、2012年から立野嘉英弁護士、2012年9月には長池敦子さん（保健師）が世話人として本格的に参加するようになりました。医師以外の専門家の参加により、これまでにない議論が展開されました。このころには、企業におけるメンタルヘルス対策が広がり、職場でのメンタル不全への理解も2006年ころに比べると格段に深まっています。

　社会資源などを学び、さまざまな職種の役割などに目を向けながらも、研究会は常に「事例を扱う」ことに立ち返りました。労働現場の実態を知るためには、事例から学ぶことが多いからです。また、成功事例よりも、どこかうまくいかないことがあったり、困っている事例に目を向けてきました。関わる人がなにかしら悩む、困る事例にこそ職場の問題が隠れているものです。

　事例報告のあり方は、1つの事例を報告して終わるだけではなく、その事例に対して複数の立場から意見を聞くようになってきました。立場が異なる視点から事例を考えることで内容を深めていくこともできます。

　第27回「職場のメンタルヘルス事例研究会」で取り上げた菜々美さんの事例（p.43）では、当事者からの発言だけではなく、それに対して世話人を中心とした指定発言者からのコメントを求めるなど、事例の理解を深めてきました。第28回事例研究会では、職場復帰した後の実態に迫ることを目的として、あかね

さんのその後を取り上げました（p.39）。第31回では金融職場でのメンタル不全の事例を、当事者、労働組合担当者、弁護士、職対連のそれぞれの立場から報告しました。

　総会では、一人の講師による記念講演に替えて、複数の方からのリレートークを企画するなど、さまざまな視点からメンタルヘルス問題を取り上げました。

②拡大世話人合宿

　専門家などが参加したことで、平日夜の「職場のメンタルヘルス事例研究会」だけでは、時間が足りなくなってきました。そこで、十分に時間をかけるために2014年にはじめて「世話人合宿」を行いました。2015年には世話人以外からも参加者を募って「拡大世話人合宿」を開催。次第に、労働者と医師、弁護士、専門家などが対等に学習、交流する場となっていきました。

　「職場のメンタルヘルス事例研究会」のルーツといえる労災職業病一泊学校もまた、医師、弁護士などの専門家が集う場所でした。世話人合宿が開催されるころには、労働組合の宿泊を伴う学習会は時間や費用の負担が大きいことから数を減らしていました。労災職業病一泊学校もまた宿泊を伴う形での開催ではなく、1日のみの開催となっていました。宿泊し、時間を気にすることなく労働者と専門家が語り合う時間がなくなっていたなかで、拡大世話人合宿は労災職業病一泊学校の時代を思い起こさせるものでした。

　初めて開催した世話人合宿では、世話人それぞれが当時のメンタルヘルスに関わる活動についての思いを語っています。職場復帰の現状や課題、労働組合での取り組みの課題、メンタルヘルスに関連する情報発信の必要性なども語られています。さらに、国本代表による「働き方」に関する発言は、今の「職場のメンタルヘルス事例研究会」の活動につながるものがあります。

　「職場のメンタルヘルス事例研究会のこれから」とした、合宿時の座談会が『労働と健康』2014年5月号（第243号）に掲載されています。ここで5つの論点が取り上げられていますので、以下に紹介しましょう。

1) 休める環境づくり

　まず、当時の問題として指摘されたことが「休める環境づくり」でした。

　堺市職員労働組合の専従であった山道崇之さんは「職場をみていて休める環境づくりが必要なのではないかと思います。休める期間も、休んで治療に専念できる職場風土作りも含めて。これまで話を聞いていても、会社、職場などで休める期間は違います。大手スーパーで2年。公務で3年。ある企業では6ヵ月しか休めないといいます。ゆっくり休めるだけの期間を獲得することを労働組合で啓発すべきかなと。自分なりに達観の域にあり、そりゃあそんな働き方をしていたら、病気にもなるよと思うし、もう、休みって思うようになってきました」と発言されています。

　当時はまだ、メンタル不全への理解が進んでおらず、休むことへの抵抗は今以上に強くありました。一方で、休職期間が長いことだけがいいのではなくて、ゆっくり休めて、さらにそこにきちんとしたケアが必要です。休職期間が長すぎると「この時期までに」という目標が立たなくなるということもありました。「休めたらいい」というだけではなく、本当に大事なことは「職場を変えること」です。

　松原市職員労働組合の植松栄次さんは「うちの職場は互いに監視させて、人間関係に楔をうつようなことをしているので、職場の中はひどいことになっている。メンタルという顕微鏡で見ているけど、そこにはもっと違う問題がある」と指摘しました。

　産業カウンセラーの福田茂子さんからは「厚生労働省が出している通達を見直す学習会を職対連でやっています。通達には、職場復帰の手引きや、労働者の心の健康の保持増進のための指針などが書かれていますが、ピントがずれているように思います。厚生労働省は、予防のためには4つのケアが必要であり、問題があったら計画を策定せよと言いますが、問題があることを前提としていて、健康な職場とか健康な環境はわかっていない。形ばかりをやらされているのが今の状態ではないかと思っています」との発言がありました。

　1998年から14年連続して自殺者が3万人を超え、社会問題となっていました。労災の申請が増えるのに伴い、行政として何かしないといけないから出した「通達」のように見えます。生活保護バッシングや公務員バッシングにも、どこ

かを攻撃していなければならないという雰囲気を感じます。そうしないと、国、行政の責任を追及されてしまう。個々人、それぞれしんどいから、誰かを攻撃して、「自分の方がマシだ」と思い込もうとしているようです。「誰かよりもマシ」ではなくて、どうありたいかを考える、こうあったら、気持ちよく働けるという理想を掲げることが大事なのですが、そうはなっていません。理想を掲げていないから、要求を出せなくなっているのではないかと思います。

2）事例にこだわること

　化学一般関西地本の海老原新さんは「基本的に事例を検討することで十分だと思います。事例のなかにも動向とか傾向が出てくると思う。そこを徹底的に追求していくということでいい。同じ話であっても、若干メンバーも替わっていきます」と言います。

　事例へのこだわりは現在にも引き継がれています。そのなかで、最近は、かつてのような労働組合が取り組んだり、裁判になるような事例は減っています。交渉するにしても、裁判するにしても、奮い立たないといけないわけですが、当事者と支援者も疲弊していて、そこまでがんばれなくなっているのかなと思います。メンタル不全の取り組みや労災申請は、エネルギーがいります。当事者、そして、支援者ががんばろうという気持ちにならないとなかなか難しいのです。

3）職場復帰について

　弁護士の和田香さん（当時、あべの総合法律事務所）は「弁護士として関与した事件は退職を前提とした解決になっています。訴訟や労働審判でも、裁判官がこんなところに戻るのですかと言われる。解決金をもらって解決するほうが、ひどい会社に戻るよりいいと裁判官は言うのですが、本人は戻りたいのが本音です。ところが、弁護士は職場復帰に立ち会った経験がないので、それ以上のことが言えない。裁判所でも職場復帰の現実が知られていない。職場復帰がうまくいった事例を裁判所に知らせることができたら、裁判所の判断も変わるのではないかと思います。多くの人が職場復帰しているのであれば、うまくいった事例もあるでしょうし、うまくいかなかった事例もあるでしょう。その分

析というのか、事案を知りたいです」との声をあげました。「具体的にどんな協定をしたのか。配置転換してどうなのか。復職支援のその後の感想。何が一番よくて、何がきつかったのかなども聞いてみたいです」との問題提起から、その後、「職場のメンタルヘルス事例研究会」で「職場復帰その後」を聞く会につながりました。

4）ストレス要因の分析〜情報発信の重要性〜

立野嘉英弁護士は次のように語ります。

「この事例研究会でやるなら、職場のストレスには何があるのかという、ストレス要因について探っていきたい。弁護士として労災に取り組んでいますが、労災にあてはまらないにしてもストレスになることはあると思います。そこをきちんと事例を通して分析するために、専門的に事例を深く細かくみることができたらいい。厚生労働省やメンタルヘルスの専門検討会などでは、実際の事例を十分検討していません。あくまでも裁判例とかストレス調査でしかない。労災、裁判にならなくてもストレスになることを発信できたらと思います。

また、どこに発信していくかも重要だと思います。企業なのか、労働組合なのか、個人なのか、国なのか。最近では、行政もNPOなど民間の意見を聞くようになってきていることも意識していいと思います。自治体でもいいですし。この事例研究会の役割として、精神科の医師もいるし、産業カウンセラー、労働組合の人もいる。それぞれの役割、機能を明確にして、それぞれができることを示してもいいと思います。

弁護士として、個別の案件に取り組んでいても、限界を感じることがあります。裁判で勝っても、現場に対してできることが見えないので、事例研究会を通じてフィードバックできる流れを作ることができれば、メンタル事件にやりがいをもって臨めるようになると思います」

当時、耳原病院労働組合の専従だった中島昌明さんからは、職場状況そして労働組合の実情に迫った発言がありました。

「うちでは職場とか職種ごとに休職が多発するところがあります。理由がわかる職場もあります。職場長の労務管理なのかと思うところもあります。とこ

ろが、事務員などそうした要因がなくても休職者が多発することもあります。職場復帰しても苦しみながら働いている人もいます。一方で労働組合の専従者もハイリスクといわれています。そういうところでは、データだけではなくて、仕事一つひとつをみていく必要があります。私のいる職場は使用者の理解があるほうだとは思いますが、病気をもって働いている本人が大変苦しい思いをしていることもあります。生活のために仕事を辞められないだろうと思われる人には、後輩に下に見られることがあっても、がまんして働いたほうがいいと言っていますが、それが本当にいいのかと思うこともあります」

5) 行きつく先は「働き方」

　精神科医師である国本昌善代表からの発言は興味深いものです。

　「19世紀アメリカの神経衰弱、イギリスのボロボロ・ガタガタ病を思い浮かべていました。いずれも産業革命期の工業化、都市化に際して、労働者の疲弊・消耗を指していわれた病名です。社会の問題で個人が心を病むという観点では、今でいう適応障害とつながりがあります。産業革命期の問題は、本当に過去のものになったのでしょうか。厳しい雇用情勢のなか、労働運動が何を守り、何をつくろうとしているのか、しっくりこないところもあります。雇用の安定を守るのか、流動化を目指すのか。長時間過重労働の是正や劣悪な雇用の淘汰という観点も含めて、見える形で取り組む必要があるだろうと思います。

　精神科医として治療に取り組むなかで、職場復帰を支えたこともあれば、降りる（＝退職する）動きを支えたこともあります。個人的な経験の範囲では、退職・転職を扱ったケースの方が多数です。職場の問題を「診る」力と一定の能力・権限があれば、メンタルヘルスの問題を改善することは十分に可能ではないかと感じます。そのとき鍵になるのは、精神障碍<ruby>障碍<rt>しょうがい</rt></ruby>・病気の理解ではなく、個人レベルでは社会技能、ストレス対処技能、組織レベルではマネジメントであって、いずれも教育の問題です。もちろん、個人のスキルの問題、組織のマネジメントの問題にとどめるのではなく、社会の問題、政治の問題としても取り扱う必要があります。

　さらに、世の中の変化のスピードが速すぎて、働き方が急激に変化しているよ

うに思います。昔ならば20代までに一定の知識、経験を身に着けたら、その後は基本的な枠組みは変わらず、一生まっとうできた。ところが、今は常にキャッチアップしないといけない。そうしないとすぐに不適格になっていく。僕は研修医をしていたのは10年以上前ですが、今の研修医の水準はまったく違います。企業でも一つのビジネスモデルで20〜30年やれるということはないように思います」

　座談会でのやりとりを振り返ると、当時のメンタル不全を取り巻く状況、その取り組みの状況がわかります。それぞれの立場で何ができるかを考え、議論する場が「職場のメンタルヘルス事例研究会」でした。

3　「職場のメンタルヘルス事例研究会」10年を迎えて

1. 世話人会の変化

　2016年に「職場のメンタルヘルス事例研究会」は発足から10年を迎えました。2016年の世話人合宿や総会で10年を振り返る総括を行いました。手探りで始めた事例研究会も地に足がついた手ごたえを感じ、また、さまざまな変化もありました。そして、「まだまだやることはある」といった雰囲気にも満ちていました。

　継続の力となった要因に専門家同士のつながりが強くなったことがあります。必要なときには相談し、場合によっては連携する。たとえば、弁護士が裁判で医学的な見解をもらいたいときに、世話人の医師に相談し、場合によっては医学意見書の作成を依頼する。精神科医師は診療場面で法律的なサポートが必要なときに弁護士に相談をする。臨床場面での支援が必要となったときに、支援者に声をかける。世話人会の前後でそれぞれの専門性のつながりを深くしていきました。次第に、世話人会は、来れば打ち合わせができる場となっていました。医師や弁護士から支援者、労働組合とのつながりで、原告や当事者を支えるようになりました。結城さん（p.96）や羽村さん（p.66）の事例はその代表的な

取り組みといえます。

2. 変化する職場

　「職場のメンタルヘルス事例研究会」発足当時は「精神疾患とは、心の病ってどういうものなのだろうか」という疑問が多く、基本的な学習が求められていました。それが10年を超えるころには、精神疾患、心の病は、社会的に理解が深まっていました。実際、精神疾患により休職者は増加し、通院しながら就労している方々もたいへん多くなりました。

①働き方の変化

　一方で、この10年で職場も大きく変化していました。パソコンが一人に1台が当たり前となり、非正規雇用も増加しました。年々、労働者一人に求められる仕事や責任が重くなってきています。変化は静かに確実に進行していました。徐々に仕事に余裕がなくなってきていたように思います。

　結果として、心を病む労働者は、何かわからないままに体調を崩すようになっていました。明らかな暴言や暴行があるのではなく、気づいたら過重労働を繰り返していたり、精神的に追い詰められています。被害がはっきりしないことから、多くの方がかなり悩まれて、あるいは疲弊した結果、病に倒れてから相談にきます。

　心の病が一般的に知られるようになったものの、変わらず「心の病、精神疾患の相談は扱いにくい」という認識は残されていました。労働組合の中には、患者、当事者の訴えに十分耳を傾けることができず、問題が解決しないままに労働組合から離れていくこともあるようでした。

②パワーハラスメントが定義される

　事例研究会を始めたころに比べると、パワーハラスメント、パワハラという言葉が一般的になってきました。当初、パワハラの訴えには明確な定義もなく、何か不具合があればパワハラと表現されていました。労働相談を受けていても、パワーハラスメントを受けたという訴えは多く、「パワハラを受けて病気になっ

たから労災申請したい」と言う方も多くいました。

　もともと精神障害の労災の判断指針には「パワーハラスメント」という項目はありませんでした。判断指針にあったのは「上司とのトラブル」で、相談に来る人の訴えに当てはまるものではありませんでした。2009年になって判断指針に「(ひどい) いじめ・嫌がらせ、又は暴行を受けた」が追加されたものの、「業務指導の範囲を逸脱しており、その中に人格や人間性を否定するような言動が含まれ、かつ、これが執拗に行われた」とかなり限定されたものでした。また、この項目での認定を受けるためには、「第三者からみて明確ないじめや嫌がらせがある」ことが求められていました。

　そうしたなか、2012年に厚生労働省のワーキンググループによって、パワーハラスメントの類型が明確に示されました。以下の6項目です。

1) 身体的な攻撃(暴行・傷害)
2) 精神的な攻撃(脅迫・暴言等)
3) 人間関係からの切り離し(隔離・仲間外し・無視)
4) 過大な要求(業務上明らかに不要なことや遂行不可能なことの強制、仕事の妨害)
5) 過小な要求(業務上の合理性なく、能力や経験とかけ離れた程度の低い仕事を命じることや仕事を与えないこと)
6) 個の侵害(私的なことに過度に立ち入ること)

　これが、パワーハラスメントが社会的に広く認知されるきっかけの一つになったともいえます。しかし、類型が示されただけで、労災の認定基準などには反映されませんでした。

　2019年には労働施策総合推進法が改正され、パワーハラスメントが定義されました。これは、労働者からの要請というより、ハラスメントを訴えてくる労働者に応じるための使用者側の対抗措置という側面があったといえます。しかし、パワーハラスメントがそれまで以上にいっそう明確に認識されるようになりました。

法律では、パワーハラスメントを以下の３つの要素をすべて満たすものとしました（2020年施行）。

①優越的な関係を背景とした

②業務上必要かつ相当な範囲を超えた言動により

③就業環境を害すること（身体的若しくは精神的な苦痛を与えること）

　これに伴い、労災認定基準も2020年に「パワーハラスメントを受けた」という項目が追加されました。「職場のメンタルヘルス事例研究会」の発足当時には考えられないことです。

　一方で、パワーハラスメントは、以前とは異なる「理解のしにくさ」が生じています。パワーハラスメントが社会的にも定着し広がったことから、企業がパワハラ対策として研修会などを行い、管理者が「暴言を吐く」という明らかなパワハラは減少しました。暴言や暴行は減少したものの、仕事の内容や指示系統のなかには、労働者にとって許せない行為や出来事がありました。それをパワハラと捉えて訴えることもありますが、第三者からみた場合、パワハラとは言いがたいこともあります。しかし、訴えのなかには、職場の「不具合」があることも事実です。「職場のメンタルヘルス事例研究会」では労働者の訴えを大切に扱い、事例として丁寧に掘り起こしながら、病気との関わりを考えてきました。

　パワーハラスメントの定義は、必ずしも労働者の立場に立ってなされたものとはいい切れない側面があります。もともとこの法律の制定は、使用者が些細なことからパワハラと訴えられる風潮から、どこまでがパワハラかを明らかにしたいという意図がありました。法律制定後に出された指針「事業主が職場における優越的な関係を背景とした言動に起因する問題に関して雇用管理上講ずべき措置等についての指針（令和２年厚生労働省告示第５号）【令和２年６月１日適用】」では、パワーハラスメントに該当する例が明示されるとともに、パワーハラスメントに該当しない例が明示されています。パワーハラスメントに該当しない事例を見ていくと、まさに職場の「不具合」にあたるものでありながら、それを「パワーハラスメントではない」と明示することで、職場の問題に目を向けさせなくする可能性も秘めています。

　パワーハラスメントが定義されたことで、労働者が訴える「不具合」が軽視さ

れることがないように目を向ける必要があります。

3. 労働運動とのかかわりの低下

　大阪における労働者の健康問題への取り組みは頸肩腕障害は大阪職対連、過労死や過労自殺は過労死連絡会、過労死家族の会（初期のころは大阪職対連）が中心に取り組んできました。そこには常にさまざまな労働組合の存在がありました。筆者が労働者の健康問題に関わるようになった1990年代には、過労死の裁判闘争を労働組合が支援しており、過労死の運動から、労働安全衛生の取り組みを充実させようという大きな流れを感じました。ところが、健康問題は過労死から過労自殺、さらにはメンタルヘルスへと変化していき、いずれも精神障害という「見えにくい」健康問題へと移り変わるなかで、労働組合に戸惑いがみられるようになりました。そして2000年代に入り、次第に労働組合の組織率の低下、活動の担い手不足が進むのに伴い、労働安全衛生に取り組む余裕が奪われていきました。

　さらに、メンタルヘルスの問題は運動の充実や組織拡大につながらないという声も聞かれました。メンタルの労働相談は組合加入につながらないといったものです。とくにパワハラの相談は、労働組合がない職場からのものが多く、受け皿は地域労組などの一人でも入れる労働組合となりました。争議を経て解決したとしても、ほとんどが金銭解決に終わり、職場復帰にはつながらず、問題が解決したら労働組合も辞めてしまう例が数多くみられました。結果として、個別の労働相談では労働組合の組織拡大につながっていきませんでした。

　一方で、労働組合などの交渉で解決しない場合は訴訟となります。かつては職場の労働組合によって組織的に取り組まれていた訴訟も、多くは個人訴訟となっていきました。心の病に関わる争議の多くが個人の問題として扱われるようになり、労働組合との関係が希薄になっています。

　職場のメンタルヘルスの問題は労働組合の中心課題となるべきものですが、残念ながらそうはなっていないのではないかと思います。

4. 事例を大切に扱う

　「職場のメンタルヘルス事例研究会」は、専門的な議論を重ねる一方で、折に触れて具体的事例に立ち返り検討を重ねてきました。国本代表は、どのような研究会を行うか、戸惑いを感じたときには必ず「事例をやりましょう」と言います。何らかの事例を持ち寄り、そのことについて検討する。まさに事例研究会の名にふさわしく、一貫して事例を大事にしてきました。事例に戻ることは、そのときの出来事、職場の実態がどうなっているのか、労働者にとって何がつらいのか、そして、何が「病」と結びついているのかについての理解を深めるために必要なことです。

　労働者も労働組合も悩み、弁護士も悩み、そして診療にあたる精神科医師も悩むことがあります。それぞれの見える範囲だけでは、患者の状況を理解できないことが少なくありません。異なる視点からの意見を聞くことで視野が広がることもあります。悩みを持ち寄り、考え、解決策を探していくことが、「職場のメンタルヘルス事例研究会」の大きな役割であることが、徐々に理解され、浸透してきました。

5. 10年目のリレートークから

　2016年第10回総会（第32回研究会）では、「職場のメンタルヘルス事例研究会」に関わってきた方たちのリレートークを行いました。その中から2人の発言を紹介します。(職場のメンタルヘルス事例研究会　10年を迎えてリレートーク（『労働と健康』第258号，2016年11月））

①弁護士として「職場のメンタルヘルス事例研究会」に参加すること

　和田香弁護士は研究会に参加することになったきっかけや理由、弁護士としてどう考えているかについて次のように述べています。

　私が扱う労働事件にもメンタル事案がけっこうあります。新人のころは法的な知識が十分になく、さらには医学的な知識もなくて苦労しました。どうしようか悩んでいるときに、私より二足、三足先行してメンタルヘルスの事案に精力的に取り組まれている先輩の立野弁護士に連れていっていただいたのが、「職場

のメンタルヘルス事例研究会」に参加したきっかけです。以降、ちょこちょこ参加させていただいています。

　弁護士として労働相談を受けていると、やはりメンタルを病んでいる方からの相談が多いです。たとえば、大阪弁護士会が無料でやっている労働相談では１時間のあいだに３件の相談があり、２件はメンタル。１件は長時間労働による脳・心臓疾患の労災事案でした。法律事務所でも労働相談を受け付けていますが、相談者が電話をかけてくる時点では「解雇の問題」だとか、「いじめにあったから損害賠償請求をしたい」という相談であっても、話を聞くとメンタルの事案が多いという印象です。

　弁護士に相談に来る方は、たとえば「解雇されたので生活をどうしよう」とか「すごく腹が立つので損害賠償を」と、最初は他罰意識をすごく強く感じています。よく話を聞くとその方の抱える問題や発病に至る原因はさまざまですが、本当に耐えきれなくなったときの上司や同僚の言葉、解雇や退職扱いになったときのことに目がいきがちです。結果的に損害賠償をさせたり、解雇無効を勝ち取ったとしても、相談者の納得を得られないことが多々あります。本当に困っている労働者が、適切に相談先を見つけるのは非常に難しいことなんだなあと、痛感しました。

■仲間で支えあうことの大切さ

　実際、私自身が弁護士として仕事を受けていても迷うことがあります。たとえば、たちまち生活苦になる場合や、相談者の精神状態が不安定なために打ち合わせに来られない場合などです。そんなときに頼りになるのが、いろんな立場の方がいる事例研究会です。

　生活苦に陥った人の相談に乗っていたときに、保健師さんや精神科医師からの助言のおかげで、行政サービスにつなげたこともあります。相談者の方が弁護士に直接言いにくいことを労働組合の方が代わりに聞いてくれたこともあります。事例研究会が、そうした間をつないでくれています。

　弁護士が対応できることは損害賠償や地位確認などのスポットです。しかし、相談者はその後も働き続けないといけないし、闘っている最中も職場で働くこ

とになります。結局、職場の仲間の支えが絶対必要です。労働組合と労働者の助け合いが大切だと思います。私はあまり労働組合のことを知らなかったのですが、事件を通じていろいろ勉強させていただいています。ありがとうございました。

②研究会の代表として思うこと

　「職場のメンタルヘルス事例研究会」の代表である国本医師は次のように語っています。

　私が研究会に関わり始めたころ、うつ病がたいへんクローズアップされていました。今から振り返ると、「うつは心の風邪」といって、製薬企業が抗うつ薬を売りたい一心で大キャンペーンを張っていました。精神障害という言葉が巷にひろがり、それまで精神障害で通院することがひた隠しにされていたのが、恥ずべきことではないとされ、偏見やスティグマが少しずつはがれ落ちていく局面でもあったと思います。

■医師として何ができるのか

　「職場のメンタルヘルス事例研究会」で「うつ病の話してよ」と東﨑先生に声をかけてもらったのは、僕が精神科医として４年目くらいのころだったと思います。皆さんにとって、医者や診察室がアウェイであるのと同じように、僕にとって職場はアウェイなのです。診察室で白衣を着て偉そうにしゃべっていますけど、「産業現場で働いた経験あるのか」というと、ちょっとアルバイトでアレコレした程度です。生活をかけて身を粉にして働き、たいへん酷い目やつらい目にあったあげく、診察室に来ているのだという、そのバックグラウンドは診察室にいるだけではなかなかわからないのです。

　事例研究会の場で、より生活に近いところで働いている人たちの話を聞き、相談に乗っている支援者の方の話を聞く。相談のなかで、今の産業現場で働いている人の、生の体験に触れることができて、診察室から見えるのとはまったく違う景色が見えて勉強になっています。

　そのなかで、どうしたら事例研究会の役に立てるかなと考えるわけです。うつ

病の話をしているだけでは、それほど役に立ちません。1回か2回話したらもう飽きられて終わりになってしまう。ではどんな役割が求められているのかを考えてきました。

　一つは、今でも事情はあまり変わってないと思いますが、これだけメンタルクリニックが増えて、受診のハードルが下がってもなお、「どこに行ったらいいの」かは、案外何とも言えないものです。「どこか、いい先生いる？」という問いに「近くの方がいいよ」と答えますが、近くにどんな先生がいるのかはまったくわかりません。行くほうからしたら恐怖です。何とも言いにくい悩みやしんどさを抱えて受診するのに、どこに行けばいいかわからない。そういう意味では、事例研究会の場でつながりながら相談を受けて、顔が見える関係のなかで、その延長で治療を引き受ける。つまり「主治医機能を担う」という役割があると思いました。

　弁護士は医者に比べると圧倒的に数が少なく、あまりお知り合いにもなれないけど、事例研究会に出入りしていると弁護士と出会う（笑）。弁護士は、労災闘争とかするなかで医学意見書を求めることが多いのですが、医学意見書を書く医者が少ない。相手方は民間の場合は企業側、あるいは公務だと自治体など体制側に与する精神科医は、名だたる先生がいっぱい出てきます。学会の重鎮、大学の教授が出てきます。それに対抗して「そんな医学意見書はたいしたことない」と書くことは、並外れた胆力を持つ優れた先生であるか、ほかの医者からなんと言われても関係ない立場で仕事している奇特な人間でないとなかなか引き受けにくいのです。もちろん僕は並外れた胆力を持っているわけではなく、ただ、教授とかにしがらみがまったくありませんので、「書いてね」と言われたら書く。それだけです。

　実際、医学意見書を取られる場面というのは、非常に煮詰まった場面です。労災云々というのは、下手したら亡くなられた方の案件だったりするわけで、抜き差しならない何とも言えない場面からのお手伝いになるので、非常に身の引き締まるものがあります。引き受ける人が少ないので、こういう場面でもお役に立てればというのがもう一つです。

■支援者支援の立場を

　メンタルヘルスとは、結局は健康で働き続けられる職場をどう作るかという話です。「食うにも困る仕事」か「続けられない仕事」しかないような世の中では話にならないので、メンタルヘルスの問題は究極的には、労働環境をどう変えるか、世の中をどう変えるかという運動です。

　私たち医師は何をしたら運動になるのかあまりよくわかっていません。事例研究会には職場や組合との結節点みたいな存在の方が多いので、労働者からの相談を受けたり、労働者を支援する方々を支えることが、ひいてはその向こうにいるたくさんの労働者を支える取り組みになると思い、「支援者支援」をけっこう意識してきました。

　たとえば、当事者にとって、退職も選択肢のひとつですが、実際にはほかに「食える仕事」がないから辞められない問題があります。労働市場がしっかりしていて、ほかに仕事があるのなら何もそんな仕事をしていない。辞めるわけにいかないところでデッドロックになり、非常に参ってしまう状況があります。僕がすごく印象に残っているのは、労災闘争や職場との対立のなかで、労働者側の意見が通り、職場の酷い行いが糾弾されて認められたにもかかわらず、当の労働者が元気になれないケースがみられる。そうかと思えば、こてんぱんにやられてしまい、もう逃げるようにして辞めざるを得なかった人が、案外その後元気にしているケースもあり、何がそんなに違うのか、すごく考えるようになりました。

■正しいだけではなく楽しく

　職場のメンタルヘルスに取り組まれている皆さんは、仕事で病んだり倒れたりした人、参ってしまう人が良くなること、つまり、回復を求めている。僕は回復って言葉が実はあまり好きではないんです。回復というと、具合が悪くなる前の状態に戻る、悪くなる要素を抱えた状態に戻るということを連想してしまうからです。なので、サバイバルという言い方をちょくちょくしています。

　良くなること＝サバイバルすることと、もう一つは、職場を変えること。この２つの軸があると。しかし、それはともすれば一緒のことのように捉えられて、職場と闘って、職場を正して、労働者の権利を確保したら、労働者も健康になって

ハッピーという文脈が一定あるのですが、現実は必ずしもそうではありません。やっぱり、「良くなること」と「職場を良くすること」は、最初から並行する2つの課題、2つの軸として捉えたほうがいいんじゃないかと考えるようになりました。

　これは特に「主治医機能」の部分と、労災闘争で医学意見書を書く部分を、分けるべきではないかということです。ここをちゃんと分けておかないと、対職場の関係で勝つか負けるかとは別に、「あなた元気にならなくちゃいけないよ」となりにくい。もちろん世の中を変えることはすごく大事なんですけど、やはり、元気に生き抜かないといけない、倒れたらあかんのです。倒れたらあかんし、倒れてもまた元気にならんとあかんし、そのための仕掛けを、私たち医師や弁護士も含めた支援する立場がよく知っておく。わけもわからずとっくみあい、気づいたらもう傷だらけではなくて、喧嘩の上手な仕方を知っておくことが必要です。

　正しいだけでは広がらないことをすごく痛感します。テレビなどのメディアで垂れ流されている価値観に知らず知らずに染まってしまうことがあります。「こっちの言っていることが正しいんだよ」というやり方では、たぶん全然広がらないと思います。まず、やっぱり楽しくないといけない。大まじめにやっているがつまらないのでは、周りから「あいつらまともそうなことはやっているけどつまらん奴らだな」で終わってしまう。僕がとりもなおさず、9年も天満に通い続けるのは、天満に非常にすばらしいフィールドがあるから。夜8時以降ですよ（笑）。そういうフィールドがあって、楽しい仲間とあーでもない、こーでもないと言いながら集まれる非常に大切な機会があって、メンバーがつながって輪が広がっていく。これが大事なことなのだろうな、と痛感します。

■先進的な事例研究会

　最近思っていることは、「職場のメンタルヘルス事例研究会」は、当事者の方も来るし、医者や弁護士も来る。まさしく「労学共同」の場です。

　もう一つは直接的ではないですけど、職業病相談会（患者会）をやっていることです。これは、日頃診療に当たっている精神科医の治療の感覚からすると、

すごく意味のある、存在感のある場です。医療でいうとデイケアです。

　デイケアは病気や障碍（しょうがい）を持っている人が治療の枠組みのなかで集まる場ですが、患者会はちょっと角度が違います。患者会は労働現場で何らかの被害にあい、傷ついた人が集まって支えあう場です。その患者会の方が事例研究会に参加されることで、患者さんだけ、労働者だけにとどまらず、さらに専門家などがフラットな関係で混じっていることは、実は先進的な取り組みだと思います。医師、患者、労働者、弁護士などの支援者がすべて対等な立場で話し合うということは実はあまりないことなのです。それが先進的だと認知されていないのは、いかに先進的であるかをちゃんと文章にして発表していないからなのでしょう。52〜53％くらいは僕のせいかもしれません。これは発信して「損はない」と思うんです。この先10年を展望するという、事例研究会に連なっている皆さんの野望という意味では、我々のこの取り組みが非常に毎日の身近なところから出発して、しかし非常に先進的でもあるということを世に問うことの必要もあると自分にプレッシャーを掛けつつ、お話を終わらせていただきます。

4　コロナ禍の「職場のメンタルヘルス事例研究会」

　コロナの時代に入り、職場の状況は混沌としています。事例研究会が労働現場と直接つながることができず、その訴えを拾い上げることが困難になってきていました。また、事例研究会の重要な位置を占める医師は、県外への外出を規制され、それまでのように集まることもできなくなりました。

　そうしたなかでも、「職場のメンタルヘルス事例研究会」は「やるべきことがある」という思いは変わらず、リモートを活用した研究会を継続させてきました。リモートを活用したことによって、移動にかかる時間が節約でき、それまで以上に世話人会を行うことできました。

　研究会のテーマとして、トラウマ、複雑性PTSDなどの病気の理解、労災認定基準の学習に加え、コロナ禍で分断されて情報が不足しているさまざまな労働現場からの実情報告などを企画してきました。リモートを活用することによっ

て、研究会への参加は大阪や奈良といった関西だけではなく、全国からの参加者が集うものとなってきています。

　対面での研究会ができない状況が続いてきたものの、相変わらず、今やるべきことを考え、学び、進んでいくという姿勢は変わらずにあります。職場で心を病む労働者がいるのであれば、筆者たちは何らかのつながりをもち、その対策と予防に向けて活動を続けていきます。そして、すべての人が働きやすく、心を病むことがないような職場をつくるために地道な活動を継続していきたいと思っています。

あとがき

　「道のり」にあるように、この本の出発点は亡き東崎栄一医師からの一言でした。最初のあの一言から、なんと20年もかかってしまいました。

　東崎栄一医師が急逝されたことで「職場のメンタルヘルス事例研究会」がどうなるのか不安でした。筆者一人の「続けたい」という気持ちだけで続けることは不可能でしたが、さまざまな出会いがあり、愚直に開催を続けてきた結果、医師や弁護士、専門家の集まる貴重な場所となりました。改めて、東崎先生に報告しなければと思っています。

　本書は4つの事例を中心に構成されています。どの事例の登場人物もモデルは実在しています。4名のご本人たちには、モデルとして掲載することを了解いただきました。それぞれの置かれた状況によって詳細をお伝えできていないこともありますが、こうした現実の事例から数多くの学びがあるはずです。

　筆者はそれぞれの事例に深く関わってきました。ただ、自分自身の未熟さゆえに迷惑をかけ、迷走し、怒りを引き出したこともあり、今でも申し訳ないという思いがあります。それでも「何をどのように苦しんでいるのか」を明らかにする努力を繰り返し、当事者の苦しみを理解しようとしてきました。もちろん、どれだけ近づいたとしても、当事者の苦しみを完全に理解することはできません。しかし、ともに苦しみ、泣いたりしながら、一番近くで理解する人になろうと努めてきました。そうした経験を形にすることを受け入れてくれた4人に心から感謝しています。

　「心の病」を患うと、とてもとてもつらい時間を過ごすことになります。筆者はそうした一人ひとりと向き合いながら、これからもたくさん泣いたり笑ったり苦しんだり悩んだりしていくことになるだろうと思います。小さなことかもしれないけれど、筆者の目の前に現れた人が、いつか元気になってくれるために、これからも少しでもできることを続けていきたいと思います。

「職場のメンタルヘルス事例研究会」の国本昌善代表は、東崎医師が亡くなられてから、その遺志を継ぐとともに精神的な支柱となってくれています。中谷琢医師には医学意見書の取り組みだけでなく、医師や患者のつながりを太くしてくれました。立野嘉英弁護士は法的な議論の要としてなくてはならない存在であり、「職場のメンタルヘルス事例研究会」の成果をさまざまな機会に発信してくれています。そのほかの多くの方もそれぞれの時期に世話人として研究会を支えてくれました。誰一人として欠けていたら今はありません。

　産業カウンセラーの福田茂子さんは多方面で筆者の思いを引き受けてくれることで、筆者を助けてくれています。そして、筆者のパートナーである中島昌明は、研究会運営だけでなくさまざまな場で筆者を支えてくれる大切な存在です。考えてみると、筆者には「いてくれないと困る人」がたくさんいます。そして、筆者が「本を作る」と言いながら、ぐずぐずしていたところに、せせらぎ出版の岩本恵三さんが声をかけてくださり、私たちの野望が実現しました。

　多くの方の存在があってこそ、ここにたどり着くことができたものと感謝申し上げます。

　2024年1月

藤野ゆき

著者 **藤野 ゆき**（ふじの ゆき）

1972年福岡県生まれ。1997年同志社大学大学院社会福祉学専攻博士後期課程入学後、働く者のいのちと健康を守る運動をテーマにさまざまな活動を始める。同時に大学、短大等の非常勤講師として教育に携わる。2000年ごろよりメンタル不全の労働者の労働相談に関わり、数々の労災申請、職場復帰支援を行う。1999年より職業病相談会（患者会）を開始し、現在は取りまとめ役を担う。2004年より「職場のメンタルヘルス事例研究会」を発足させ、世話人として現在に至る。2009年より大阪労災職業病対策連絡会事務局長として相談活動および運営を担っている。

医師・弁護士・労組・支援者がチームで支える、
「心の病」からの社会復帰

2024年3月1日　初版第1刷発行

著　者	藤野 ゆき
発行者	岩本 恵三
発行所	株式会社せせらぎ出版
	https://www.seseragi-s.com
	〒530-0043
	大阪市北区天満1-6-8　六甲天満ビル10階
	TEL. 06-6357-6916　FAX. 06-6357-9279
印刷・製本	モリモト印刷株式会社

ISBN 978-4-88416-306-8 C0036